Henning Schlicht

Ein neues Ösophagusimplantat

Henning Schlicht

Ein neues Ösophagusimplantat

Oberflächenmodifikation, Sterilisation, Applikation
GASTROSLEEVE

Südwestdeutscher Verlag für
Hochschulschriften

Imprint
Any brand names and product names mentioned in this book are subject to trademark, brand or patent protection and are trademarks or registered trademarks of their respective holders. The use of brand names, product names, common names, trade names, product descriptions etc. even without a particular marking in this work is in no way to be construed to mean that such names may be regarded as unrestricted in respect of trademark and brand protection legislation and could thus be used by anyone.

Publisher:
Südwestdeutscher Verlag für Hochschulschriften
is a trademark of
Dodo Books Indian Ocean Ltd., member of the OmniScriptum S.R.L Publishing group
str. A.Russo 15, of. 61, Chisinau-2068, Republic of Moldova Europe
Printed at: see last page
ISBN: 978-3-8381-2547-3

Zugl. / Approved by: München, TU, Diss., 2010

Copyright © Henning Schlicht
Copyright © 2011 Dodo Books Indian Ocean Ltd., member of the OmniScriptum S.R.L Publishing group

Überblick

Die Gastro-ösophageale Refluxkrankheit, die sich häufig in chronischem Sodbrennen äußert, betrifft jeden 20. in der westlichen Bevölkerung. Heutige Medikamente unterdrücken wirksam die Symptome, bewirken aber keine Heilung der Krankheit. Die „Fundoplikatio" genannte operative Methode ist zwar sehr wirksam, stellt aber hohe Anforderungen an die chirurgischen Fertigkeiten des Operateurs.

Ende der 1970er Jahre wurde die Angelchik Antireflux Prothese (AAP) entwickelt, ein Implantat das direkt postoperativ sogar noch bessere Ergebnisse zeigte, als die Fundoplikatio. Allerdings hatte das Implantat einige Nachteile, die schließlich dazu führten, dass bis zu 25% der AAPs nach durchschnittlich 4 Jahren wieder explantiert werden musste. Dies führte dazu, dass AAP vom Markt genommen wurde.

Am Lehrstuhl für Medizintechnik der TU München wurde das Konzept der AAP aufgenommen und weiterentwickelt. Die Gründe für das Scheitern der AAP wurden identifiziert und ein neues, verbessertes Implantat (Haugen-Implantat) entwickelt. Der Entwicklungsstand, auf dem diese Arbeit aufbaut, umfasst ein ringförmiges Implantat aus biokompatiblem Polymer, das 20 mal leichter ist als die AAP und das auf der Innenseite eine poröse Struktur besitzt, in die Zellen der Speiseröhrenwand einwachsen und so ein Verrutschen des Implantats sowie eine Perforation der Speiseröhre verhindern.

Im Rahmen dieser Dissertation wurde das Design des Haugen-Implantats überarbeitet, so dass bei gleichem Volumen eine größere Kontaktfläche zur Speiseröhre besteht und scharfe Kanten am Implantat vermieden werden. Die Oberfläche des Implantats wurde so modifiziert, dass ein Einwachsen von Zellen in die Porenstruktur aus einem von Natur aus hydrophoben Material überhaupt erst möglich wurde. Des Weiteren wurde das Spritzgusswerkzeug so weiterentwickelt, dass in das Implantat ein Kern aus einer superelastischen Nickel-Titan-Legierung integriert werden kann. So ist eine Lokalisierung des Implantats in allen bildgebenden Verfahren möglich. Schließlich wurde der Applikator zur minimalinvasiven, laparoskopischen Implantation dieses „GastroSleeve" genannten Implantats entwickelt.

Das GastroSleeve wird von der Firma Medi-Globe realisiert und soll in absehbarer Zeit die Fundoplikatio als Standard-Operationsmethode ablösen.

Abstract

Every 20th person in the western population suffers from Gastroesophageal Reflux Disease, often resulting in chronic heartburn. Today's drugs effectively suppress the symptoms but do not lead to a healing of the disease. The surgical method called "fundoplication" may be very efficient but makes high demands on the physician's surgical skills.

At the 1970s the Angelchik Antireflux Prosthesis (AAP) was developed, which had even better results right after surgery than fundoplication. However, severe problems required explantation in up to one in four implants after 4 years (averaged). This led to a withdrawal of the AAP from the market.

At the Chair for Medical Engineering of the Technical University Munich the concept of the AAP was redesigned and enhanced. The reasons for failure of the AAP were carefully identified and a new, improved implant was designed. This thesis is based on a previously developed ring shaped implant (Haugen-Implant) made of a biocompatible polymer. The weight of the ring is the twentieth part of the AAP and offers a biocompatible porous structure at its inner surface where cells can grow in to prevent slipping of the implant and perforation of the esophagus.

In this study the design of the implant was reengineered to obtain a larger area of contact to the esophagus for the same volume and to avoid sharp edges at the implant known to be bio-incompatible. The surface of the implant was modified to enable cell ingrowth in the porous structure made of a naturally hydrophobic material. Furthermore, the injection mold was modified. Now a superelastic core made of nickel-titanium alloy can be integrated into the implant to allow localization of the implant after implantation by known imaging techniques. Finally the applicator optimized for minimally invasive, laparoscopic implantation of this implant called "GastroSleeve" was developed.

The GastroSleeve implant will be realized by Medi-Globe as commercial product and should replace fundoplication as gold standard in the near future.

Danksagung

„Auch ist das Suchen und Irren gut, denn durch Suchen und Irren lernt man."

Johann Wolfgang von Goethe

Diese Dissertation wurde im Zeitraum Dezember 2005 bis Juni 2010 am Lehrstuhl für Medizintechnik der Technischen Universität München erstellt.

Ich möchte mich bei Herrn Professor Dr. med. Dr.-Ing. habil. Erich Wintermantel für die Betreuung des Doktorats und für die Möglichkeit, zur Durchführung dieser Arbeit einen Platz am Lehrstuhl zur Verfügung gestellt zu bekommen, sehr herzlich bedanken.

Ich danke der Firma Medi-Globe GmbH und dort im Speziellen Herrn Stefan Wohnhas, CEO und Herrn Andreas Mroncz, Vice President R&D, für ihr Einverständnis, neben der täglichen Projektarbeit auch Grundlagenforschung als Basis für diese Doktorarbeit durchführen zu können.

Auf dem Gebiet der medizinischen Forschung im Bereich des Ösophagus ist Herr Professor Dr. med. habil. Hubertus Feussner vom Klinikum rechts der Isar in München einer der führenden Spezialisten in Deutschland. Er hatte die Idee zum Ösophagusimplantat, die dann am Lehrstuhl für Medizintechnik realisiert wurde. Ich freue mich sehr, dass er sich bereiterklärt hat, diese Dissertation als Prüfer mit zu betreuen. Die Möglichkeit, an den Tierversuchen teilnehmen zu können und die kritische Diskussion der Ergebnisse hat maßgeblich zum Gelingen dieser Arbeit beigetragen.

Herr Dr. med. Markus Eblenkamp ist als Oberassistent derjenige, der sich im Rahmen der Betreuung wohl am intensivsten mit dieser Arbeit auseinandergesetzt hat. Er gab zahlreiche Hinweise und trug so maßgeblich dazu bei, dass die Arbeit erfolgreich abgeschlossen werden konnte. Dafür und für die Durchführung der histopathologischen Untersuchungen der Tierpräparate möchte ich mich herzlich bedanken.

Ich danke auch Herrn Professor Dr.-Ing. Dipl.-Wi.-Ing. Willibald Günthner für die Übernahme des Prüfungsvorsitzes.

Ein großer Teil dieser Dissertation befasst sich mit dem Thema der Plasmasterilisation. Die hierzu notwendigen Versuche konnten dank der freundlichen und unkomplizierten Unterstützung durch Herrn Professor Dr.-Ing. Dirk Weuster-Botz in den Labors des Lehrstuhls für Bioverfahrenstechnik der Technischen Universität München durchgeführt werden. In diesem Zusammenhang danke ich auch besonders Herrn Markus Amann.

Im Projekt BioValve - GastroSleeve haben parallel zwei Kollegen ebenfalls promoviert. Mein Bürokollege Herr Dr.-Ing. Hongbin Wu, M.Sc. ermöglichte mit seiner Untersuchung zur Verfahrenstechnik die Herstellung des Implantats im Spritzgussverfahren, Herr Dipl.-Ing. (FH) Armin Schneider zeichnete für die Tierversuche verantwortlich und entwickelte einen Applikator für das NOTES-Verfahren. Mit beiden Kollegen fand zu jeder Zeit ein fruchtbarer Austausch statt. Für die hervorragende Zusammenarbeit möchte ich mich an dieser Stelle bedanken.

In diesem Zusammenhang danke ich auch Herrn Dr.-Ing. Håvard Haugen, der in den Jahren 2002 bis 2004 am Lehrstuhl für Medizintechnik als Doktorand das Projekt BioValve gestartet hat und der mich schon damals als Student betreut und begeistert hat. Bis heute steht er als Ansprechpartner mit seinem Wissen und seiner Erfahrung zur Verfügung, obwohl er schon seit einigen Jahren an der zahnmedizinischen Fakultät der Universität in Oslo tätig ist. Dafür danke ich ihm sehr herzlich.

Ein großer Dank geht an Herrn Dr.-Ing. Héctor Perea, der mir mit seiner klaren Analyse sehr bei der Strukturierung dieser Arbeit geholfen hat. Meine Schwester Anne Schlicht hat – obwohl selbst durch ihre Promotion zeitlich eingeschränkt – korrekturgelesen, und so vor allem geholfen, den roten Faden nicht zu verlieren.

Ich möchte mich bei allen Studenten bedanken, deren couragierte Mitarbeit diese Dissertation erst möglich gemacht haben. In chronologischer Reihenfolge waren das: Herr Martin Schneebauer, Frau Cornelia Ablasser, Herr Adrian Frenzel und Herr Florian Hugger.

Nicht zuletzt danke ich meinen Kollegen sowohl am Lehrstuhl, als auch am Medi-Globe-Standort in Achenmühle für die angenehme Arbeitsatmosphäre und die gute gemeinsame Zeit.

Größter Dank gebührt meiner Familie, meinen Freunden und natürlich Katrin, die mich zu jeder Zeit unterstützt und motiviert haben.

Inhaltsverzeichnis

1 Einleitung und Zielsetzung   9
   1.1 Einleitung 9
   1.2 Zielsetzung 10

2 Grundlagen   11
   2.1 Gastro-ösophageale Refluxkrankheit (GERD) 11
      2.1.1 Prävalenz 12
      2.1.2 Inzidenz 13
      2.1.3 Risikofaktoren 13
   2.2 Anatomie des Ösophagus 14
   2.3 GERD-Therapie heute 15
      2.3.1 Medikamentöse Therapien 16
      2.3.2 Fundoplikatio 16
      2.3.3 Endoluminale Behandlung 16
   2.4 Oberflächenoptimierung von Kunststoffimplantaten 18
      2.4.1 Niederdruckplasma 18
      2.4.2 Oberflächenmodifikation mit Sauerstoffplasma 18
      2.4.3 Sterilisation mit Sauerstoffplasma 19

3 Materialien und Methoden   20
   3.1 Werkstoffe des Implantats 20
   3.2 Herstellung der Probenkörper 21
      3.2.1 Proben für Vorversuche 22
      3.2.2 Herstellung des Implantats 23
   3.3 Oberflächenbehandlung 23
   3.4 Physikalische Tests 23
      3.4.1 Kontaktwinkelmessung 23
      3.4.2 Oberflächentopographie 25
      3.4.3 Analyse der Oberflächenchemie 26
   3.5 Zellbiologische Untersuchungen 27
      3.5.1 Zellbesiedelungstest 27
      3.5.2 Bestimmung vitaler Zellen mit dem WST-Assay 27
      3.5.3 Bestimmung der Zytotoxizität mit dem LDH-Assay 29
   3.6 Tierversuch 29
      3.6.1 Tierhaltung 30
      3.6.2 Anästhesie und operativer Eingriff 30
      3.6.3 Abbruchkriterien 30
   3.7 Plasmasterilisation 31
      3.7.1 Nährmedien 31

	3.7.2 Keimablösung und Zellkultivierung	32
	3.7.3 Qualitative Keimanalyse mit dem API-Test	33
	3.7.4 Quantitative Keimanalyse	33

4 Ergebnisse: GastroSleeve – Technische Entwicklung   **36**

    4.1 Implantate in Weichgeweben   36
    4.2 Historischer Ideengeber: Angelchik Antireflux Prothese   36
    4.3 In-vivo-Resultate des Haugen-Implantats   38
    4.4 Entwicklung des Verschlussprinzips des GastroSleeve   41
    4.5 Design des GastroSleeve-Implantats   41
    4.6 Konstruktion des Spritzgusswerkzeugs   43
       4.6.1 Formnester   44
       4.6.2 Angusssystem   45
       4.6.3 Auswerferpaket   46
       4.6.4 Kühlung   47
    4.7 Freilegen der porösen Struktur   50
    4.8 Entwicklung des Applikators   51
       4.8.1 Anforderungen   51
       4.8.2 Umsetzung der Anforderungen   52
       4.8.3 Verwendung von Medi-Globe Standardmaterialien   54
       4.8.4 Auslegung der Klebungen   55
       4.8.5 Zugversuch zur Überprüfung der theoretisch ermittelten Werte   56
       4.8.6 Praktische Überprüfung der Funktionalität des Applikators   58

5 Ergebnisse: GastroSleeve – Biokompatibilität   **59**

    5.1 Ergebnisse der physikalischen Tests   59
       5.1.1 Kontaktwinkelmessung   59
       5.1.2 Oberflächentopographie   60
       5.1.3 Analyse der Oberflächenchemie   62
    5.2 Ergebnisse der zellbiologischen Untersuchungen   64
       5.2.1 Zellzählung   64
       5.2.2 Zellaktivität   65
       5.2.3 Zytotoxische Wirkung   66
       5.2.4 Vergleich des GastroSleeve Werkstoffs mit anderen Polyurethanen   67
    5.3 Ergebnisse des Tierversuchs bislang   68
    5.4 Ergebnisse der Untersuchungen zur Plasmasterilisation   69
       5.4.1 Identifikation der Keime   69
       5.4.2 Inaktivierung der Keime durch Sauerstoffplasma   70

6 Diskussion der Ergebnisse   **73**

    6.1 Diskussion der technischen Entwicklung des GastroSleeve   73
       6.1.1 Polyurethan als Implantat-Werkstoff   73

	6.1.2	Plasmabehandlung von Polyurethan	74
	6.1.3	Nitinol – Ferromagnetismus und allergene Wirkung	75
	6.1.4	Endoluminale oder laparoskopische Behandlung	75
	6.1.5	Vergleich des GastroSleeve mit dem Magenband	76
6.2		Diskussion der physikalischen und biologischen Untersuchungen des GastroSleeve	77
	6.2.1	Oberflächentopographie	77
	6.2.2	Wasserkontaktwinkel	78
	6.2.3	Analyse der Oberflächenchemie	79
	6.2.4	Zytotoxizitätsuntersuchungen	80
	6.2.5	In-vivo Verhalten plasmabehandelter Implantate	81
	6.2.6	Plasmasterilisation	82
6.3		Kann GastroSleeve die Fundoplikatio ersetzen?	83
	6.3.1	Einfache Durchführbarkeit	83
	6.3.2	Kürzere Rekonvaleszenzzeit	83
	6.3.3	Klinische Ergebnisse	84
	6.3.4	Ähnliche Operationstechnik	84
	6.3.5	Potential des GastroSleeve	85

7 Zusammenfassung und Ausblick — 86

   7.1 Zusammenfassung — 86

      7.1.1 Oberflächenmodifikation — 86

      7.1.2 Sterilisation — 87

      7.1.3 Applikation — 87

   7.2 Ausblick — 88

A Literaturverzeichnis — 89

B Tabelle Messwerte der Topographie plasmabehandelter Proben — 102

C Technische Zeichnungen Spritzgusswerkzeug GastroSleeve — 103

1 Einleitung und Zielsetzung

1.1 Einleitung

In den 70er Jahren des letzten Jahrhunderts entwickelte Jean-Pierre Angelchik ein Implantat zur Behandlung der Refluxkrankheit [5]. Die unmittelbar postoperativen Resultate waren der Standardoperationsmethode Fundoplikatio sogar überlegen, so dass über 30 000 dieser Implantate eingesetzt wurden [181]. Erst im Langzeit-Einsatz zeigten sich die Schwächen des Implantats, nämlich in erster Linie das Auslösen einer Dysphagie [50]. Eine große Anzahl an Komplikationen sowie die Tatsache, dass die Effektivität (24h pH-Metrie: pH < 4 für < 4% der Zeit) der Angelchik Antireflux-Prothese (AAP) mit 70% [181] auf lange Sicht deutlich niedriger ist als bei der Fundoplikatio mit 85-90% [160], führten dazu, dass dieses Implantat vom Markt genommen wurde.

Da aber die Ursachen für das letztendliche Scheitern der AAP durch die Verwendung innovativer Werkstoffe und neuer Methoden lösbar erschienen, wurde auf Grundlage des AAP-Konzepts in der vorliegenden Arbeit ein neues Implantat entwickelt. Die Hauptnachteile der AAP sind ihr hohes Gewicht sowie die glatte Silikonhaut, was zum Verrutschen des Implantats auf der Speiseröhre oder zu Migration führen konnte [181]. Hier sollte die Entwicklung eines neuen Implantatwerkstoffs mit neuer Oberflächenstruktur eine neue Therapie ermöglichen.

Gewichtsreduktion

Durch ihr hohes Gewicht von 45 g liegt die AAP schwer auf dem Magenfundus auf. Es bildet sich postoperativ eine fibröse Kapsel, die das Implantat umschließt. An der Kontaktfläche auf der Unterseite der AAP wird das Gewebe in der Folge durch den Dauerdruck nekrotisch, stirbt ab und wird abgebaut. Gleichzeitig wird die Kapsel an der Oberseite verstärkt. Auf diese Weise kann die AAP durch das Gewebe wandern und schließlich in den Magen „fallen" [174]. Das im Rahmen dieses Projekts entwickelte Implantat (GastroSleeve) wiegt mit 2,5 g rund 20 Mal weniger als die AAP, eine angenommene Voraussetzung für das Verbleiben an der Implantationsstelle.

Verhinderung von Verrutschen und Migration

Die AAP besteht aus Silikon mit einer glatten Außenhaut, was häufig zu einem Verrutschen der Prothese auf der Speiseröhre geführt hat. Obwohl die AAP sehr voluminös ist, kann sie sogar durch das Zwerchfell nach oben in den Thorax migrieren [174]. Als Voraussetzung für das Einwachsen von Zellen muss das Implantat am Ort der Implantation fixiert werden. Nur dann kommt es zur Bioadhäsion und schließlich zum Zellwachstum [8]. Das GastroSleeve besitzt an der Kontaktfläche zur Speiseröhre eine poröse Struktur. Diese ist sowohl in der Form und Größe der Poren als auch in den Oberflächeneigenschaften an die Bedürfnisse der Zellen der Speiseröhrenwand angepasst. So wird ein Einwachsen der Zellen in die poröse Struktur des GastroSleeve erreicht. Damit ist sowohl ein Verrutschen als auch eine Migration des Implantats unwahrscheinlich.

Stand der Technik

Diese Dissertation basiert auf der ebenfalls am Lehrstuhl für Medizintechnik der TU München erstellten

Dissertation von Håvard Jostein Haugen [60]. Im Verlauf des Projekts wurde das von Haugen entwickelte Implantat wie von ihm vorgeschlagen mit MuCell-Technologie verwirklicht.

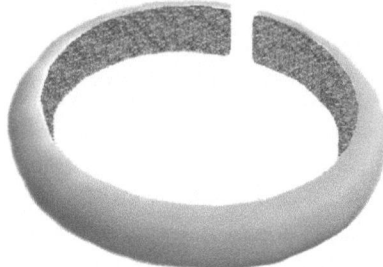

Abb. 1.1: *BioValve*
Prototyp des Implantats zur Behandlung der Gastro-ösophagealen Refluxkrankheit, entwickelt am Lehrstuhl für Medizintechnik der TU München von Håvard J. Haugen im Rahmen seiner Dissertation [60].

Die damals anschließende Tierversuchsreihe an Schweinen mit Gamma-sterilisierten Implantaten muss als gescheitert bezeichnet werden. Zellwachstum in die Porenstruktur konnte nur in sehr geringem Maße beobachtet werden. Stattdessen bildete sich eine dicke, fibröse Kapsel um das Implantat, die nach rund 90 Tagen zur Ösophagusstenose bei einem Großteil der Tiere führte. Die Ursachen wurden analysiert und daraus Parameter eines Pflichtenheftes abgeleitet, mit dem Ziel ein völlig neues, biokompatibles Implantat zu schaffen.

1.2 Zielsetzung

Ziel dieser Arbeit ist die Entwicklung eines Implantats zur Heilung der Gastro-ösophagealen Refluxkrankheit. Hierzu wird auf bestehenden Forschungsergebnissen aufgebaut, in deren Rahmen ein Implantat aus biokompatiblem Polymer mit einer Porenstruktur und definierter Porengröße hergestellt wurde [60]. Die hydrophoben Eigenschaften des Polymers waren in der ersten Arbeit eine Hauptursache für das Scheitern einer ersten Tierversuchsreihe aufgrund überschießender Narbenbildung und daraus resultierender Stenose der Speiseröhre.

Aufgrund dieser Erkenntnisse wurde das Design des Implantats grundlegend überarbeitet und ein neues Spritzgusswerkzeug zu dessen Herstellung entwickelt. Mit Hilfe von Sauerstoffplasma ist die Oberfläche des Implantats in dieser Arbeit so modifiziert worden, dass Zellen in die neue Porenstruktur einwachsen können. Derzeit werden die GastroSleeve-Implantate nach der Oberflächenbehandlung mit Gammastrahlung sterilisiert. In dieser Arbeit konnte gezeigt werden, dass die Plasmabehandlung das Implantat bereits sterilisiert. Nach entsprechender Prozessvalidierung könnte daher die Gammasterilisation unter Umständen entfallen. Die Langzeit-Beobachtung der Tiere bestätigt bisher den Erfolg des GastroSleeve (14 Monate).

2 Grundlagen

2.1 Gastro-ösophageale Refluxkrankheit (GERD)

Sodbrennen ist ein weit verbreitetes Leiden in der westlichen Welt [103]. Ein geringfügiger Rückfluss von Mageninhalt, beispielsweise nach fettreichen Speisen, ist völlig normal. Wenn jedoch Sodbrennen und Schmerzen regelmäßig auftreten, muss abgeklärt werden, ob als Ursache der Beschwerden die Gastro-ösophageale Refluxkrankheit (GERD) ausgemacht werden kann [26].

GERD ist ein Zustand, bei dem Magensäure in die Speiseröhre aufsteigt und Symptome oder Komplikationen verursacht. Eine internationale Forschergruppe beschreibt die Krankheit als den Rückfluss von Mageninhalt in die Speiseröhre, der zu Speiseröhrenentzündung führt, ausreichend schwere Refluxsymptome verursacht, um die Lebensqualität einzuschränken oder das Risiko lebenslanger Komplikationen. Empirische Untersuchungen haben gezeigt, dass zwei oder mehr Episoden symptomatischen Refluxes pro Woche als Einschränkung der Lebensqualität empfunden werden [74].

GERD kann in zwei Untergruppen unterteilt werden, nämlich in Reflux-Ösophagitis und die Endoskopie-negative Refluxkrankheit (Nicht-erosive Refluxkrankheit). Mit Hilfe der Los Angeles Klassifikation kann der Untersucher die Ösophagitis anhand des Aussehens und der Verletzungen der Mukosa am Übergang von der Speiseröhre zum Magen einordnen [104, 93]. Patienten mit nicht-erosiver Refluxkrankheit zeigen keine Verletzungen der Speiseröhrenschleimhaut, haben aber trotzdem typische Refluxsymptome [75]. Auch wenn der Patient nicht unter Sodbrennen leidet, kann daher dennoch GERD vorliegen. Deswegen kann es gerade bei der nicht-erosiven Refluxkrankheit zu Fehlern im Rahmen der endoskopischen Klassifizierung kommen [104].

Es gibt drei verschiedenartige Mechanismen, die Reflux verursachen [35]:

- die vorübergehende, vollständige Erschlaffung des unteren Speiseröhrenschließmuskels
- eine vorübergehende Erhöhung des Drucks im Magen
- der spontane Reflux bei einem niedrigen Ruhedruck des Speiseröhrenschließmuskels

Chronisches Sodbrennen als Symptom von GERD verursacht über Jahre hinweg eine Zerstörung der Plattenepithelzellen im Bereich der unteren Speiseröhre. Der Körper ersetzt in der Folge die zerstörten Zellen durch die weniger säureempfindlichen Zylinderepithelzellen der Magenschleimhaut. Diese Zellveränderung wird als Barrett-Syndrom oder auch Barrett-Ösophagus bezeichnet und ist charakterisiert durch abnormale, lachsfarbene Zungen der Schleimhaut ausgehend vom Mageneingang nach oben in die normale Speiseröhrenschleimhaut. Sie ist benannt nach dem englischen Chirurgen Norman R. Barrett, der diese Veränderung zum ersten Mal beschrieb (Abbildung 2.1) [10].

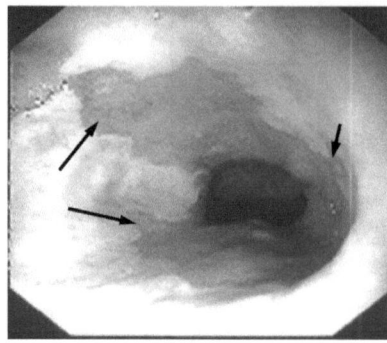

Abb. 2.1: *Barrett-Syndrom, Foto der Speiseröhre innen*
Deutlich erkennbar sind die lachsfarbenen Zungen der Schleimhaut (Pfeile), wo das Plattenepithel aufgrund ständiger Verätzung durch Magensäure zu Zylinderepithel umgebaut wurde. Das Krebsrisiko ist hier stark erhöht [155].

Es ist heute wissenschaftlich anerkannt, dass diese refluxbedingten Zellveränderungen in der unteren Speiseröhre eine Vorstufe für den Speiseröhrenkrebs darstellen [109]. Einer von 200 Patienten mit Barrett-Ösophagus erkrankt pro Jahr an Speiseröhrenkrebs [87, 155].

Mehr als 90% der Speiseröhrentumore sind Plattenepithelkarzinome oder Adenokarzinome. Etwa dreiviertel der Adenokarzinome finden sich im Bereich des Mageneingangs. Plattenepithelkarzinome werden meist etwas höher, zwischen dem mittleren und dem unteren Drittel der Speiseröhre gefunden [12]. Daten aus Tierversuchen deuten darauf hin, dass Rauchen oder gastro-ösophagealer Reflux zu Entzündung, Ösophagitis und verstärktem Zellumbau führen und diese oxidativen Prozesse den nachfolgenden karzinogenen Prozess auslösen. Zum Zeitpunkt der Diagnose von Speiseröhrenkrebs haben mehr als 50% der Patienten entweder inoperable Tumoren oder im Röntgenbild bereits sichtbare Metastasen [41]. Das Adenokarzinom am Übergang der Speiseröhre zum Magen weist mit einer Steigerung um mehr das 3,5-fache in den letzten 30 Jahren den stärksten Anstieg aller Krebserkrankungen auf [30].

Obwohl die Fundoplikatio bei der Behandlung schwerer Formen der Refluxkrankheit bessere Ergebnisse zeigt, als mit Medikamenten erreichbar sind, bleibt das Risiko, an Speiseröhrenkrebs zu erkranken, auch nach der Operation erhöht. Dies kann daran liegen, dass die OP einen letzten verzweifelten Ausweg darstellt, der vor allem Patienten angeraten wird, bei denen sich aufgrund der Schwere der Erkrankung bereits karzinogene Zellen gebildet haben [200].

2.1.1 Prävalenz

Ein Viertel der westlichen Bevölkerung leidet mindestens einmal im Monat unter Schmerzen aufgrund von aufsteigender Magensäure. Bei 12% tritt dieses Phänomen wöchentlich auf, bei 5% sogar täglich [73, 104]. Weit niedriger ist die Prävalenz in der ostasiatischen Bevölkerung. Hier leiden nur 11% einmal im Monat,

4% wöchentlich und 2% mindestens einmal am Tag unter Sodbrennen [76]. Für andere Teile der Welt liegen nur sehr wenige Studien vor, es wird allerdings davon ausgegangen, dass die Studie von Kang repräsentativ für den gesamten asiatischen Raum ist. Während Australien in der Prävalenz von GERD der westlichen Welt zugerechnet werden kann, ist diese Krankheit in Afrika sogar noch weniger häufig als in Asien [156]. Als Gründe für die niedrigere Prävalenz von GERD im Ostasiatischen Raum gelten ein geringerer durchschnittlicher Body Mass Index (BMI) [1] sowie eine niedrigere Säureproduktion im Bevölkerungsdurchschnitt [76].

Doch auch in Asien steigt die Inzidenz GERD-assoziierter Krankheiten, was mit der Anpassung an westliche Lebensgewohnheiten in Zusammenhang stehen könnte. Studien in Singapur und auf den Philippinen weisen einen signifikanten Anstieg des ösophagealen Adenokarzinoms nach [198].

Etwa 5 bis 8% der GERD-Patienten entwickeln das Barrett-Syndrom [41]. In der Gesamtbevölkerung beträgt die Prävalenz des Barrett-Syndroms 1,6% [135].

2.1.2 Inzidenz

Die korrigierte jährliche Anzahl an Neuerkrankungen an wöchentlichem Sodbrennen liegt bei 1,5-3% [104]. Auch wenn Tumoren der Speiseröhre oder des Mageneingangs mit 16 500 Neuerkrankungen und 14 300 Todesfällen im Jahr 2008 in den USA relativ selten sind (etwa 1% aller Krebs-Neuerkrankungen), so gehört diese Krebsart doch zu den gefährlichsten mit einer in den letzten Jahren ansteigenden Sterblichkeitsrate [41, 69]. In der Bundesrepublik Deutschland erkranken nach Schätzungen des Robert-Koch-Instituts Berlin jedes Jahr etwa 4 900 Menschen neu an Speiseröhrenkrebs (Stand: 2004); davon sind 3 900 Männer und 1 050 Frauen [132]. Das Risiko, im Laufe seines Lebens an Speiseröhrenkrebs zu erkranken, beträgt 0,8% für Männer und 0,3% für Frauen und steigt mit zunehmendem Alter. Im Schnitt wird ein Speiseröhrenkrebs mit 67 Jahren diagnostiziert, die 5-Jahres-Überlebensrate nach der Diagnose betrug 1999 lediglich 13,7% [131]. Weltweit ist Speiseröhrenkrebs die 6.-häufigste Ursache für Krebstod [122].

2.1.3 Risikofaktoren

In der Literatur werden eine Reihe von möglichen Ursachen für GERD beschrieben, zum Beispiel Alkohol, Rauchen oder zu fettes Essen. Ein nachgewiesener Zusammenhang mit der Refluxkrankheit besteht in diesen Punkten allerdings nur für das Rauchen [9, 196]. In einer Reihe von Studien konnte gezeigt werden, dass übergewichtige Menschen überdurchschnittlich häufig an GERD erkranken [22, 25, 67, 92, 139, 187]. Offensichtlich ist aber weniger der BMI als die Gewichtszunahme für GERD verantwortlich [128]. Während im Durchschnitt 5% der Gesamtbevölkerung unter täglichem Sodbrennen leiden [104], betrifft dies 22% der Übergewichtigen (BMI > 30) [118].

---

[1] BMI=Körpergewicht[kg]/Körpergröße[m]^2

2.2 Anatomie des Ösophagus

Die Speiseröhre ist vom Kehlkopf gemessen etwa 25 bis 30 cm lang und wird in drei Abschnitte unterteilt, den cervikalen Abschnitt bis zum Eintritt in den Thorax (ca. 7 cm), den thorakalen Abschnitt bis zum Durchtritt durch das Zwerchfell (ca. 15 cm) und den abdominalen Abschnitt bis zum Mageneingang (ca. 5 cm) [126] (Abbildung 2.2).

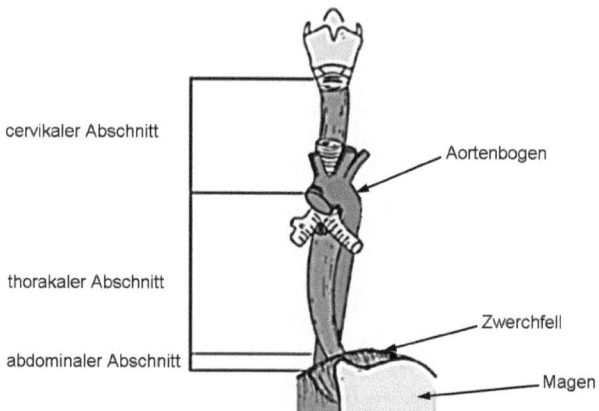

Abb. 2.2: *Abschnitte des Ösophagus (nach [126])*
Der cervikale Abschnitt des Ösophagus beginnt nach dem Kehlkopf, geht nach der durch den Aortenbogen verursachten Engstelle in den thorakalen Abschnitt über. Zwischen der Zwerchfellenge und der Cardia (Mageneingang) liegt der abdominale Abschnitt des Ösophagus.

Innen ist die Speiseröhre - wie jedes Organ des Verdauungstrakts - mit Schleimhaut (Mukosa) ausgekleidet. Als nächste Schicht von innen nach außen folgt die Unterschleimhaut (Submukosa), dann die Muskelschicht mit inneren ringförmig und äußeren längs verlaufenden Muskelfasern sowie der bindegewebigen Hüllschicht (Adventitia) [91].

Der für das Implantat relevante Zelltyp ist der Fibroblast. Er bildet die äußere Hülle der Speiseröhre, mit der das Implantat schließlich in Kontakt kommen wird. Fibroblasten produzieren in erster Linie Kollagenfasern [91]. Das Implantat muss also so ausgeprägt sein, dass es einerseits den Fibroblasten die Möglichkeit gibt einzusprossen, gleichzeitig aber auch zulässt, dass es durch neu gebildete Kollagenfasern fixiert wird. Voraussetzung für eine Fixierung durch Kollagenfasern sind ausreichend große Durchbrüche durch das Implantat.

Elemente des unteren Speiseröhrenschließmuskels
Beim gesunden Menschen wird das Aufsteigen von Magensäure durch den unteren Speiseröhrenschließmuskel verhindert. Dieser baut einen Druck von etwa 15 bis 30 mmHg auf. Bei Nahrungsaufnahme wird der Speisebrei durch peristaltische Bewegungen der Speiseröhrenmuskulatur in Richtung Magen transportiert,

der Schließmuskel erschlafft und lässt die Nahrung passieren [3]. Doch alleine kann dieser Muskel keinen ausreichenden Tonus erzeugen, um Rückfluss von Mageninhalt zu vermeiden. Im Liegen und bei Entstehung von Gasen im Magen können so insbesondere die flüssigen Bestandteile des Mageninhalts die Schließkraft des Muskels überwinden und in die Speiseröhre aufsteigen [40].

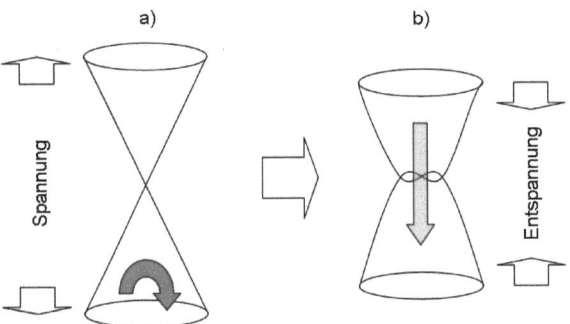

Abb. 2.3: *Schematische Darstellung des Dehnverschlusses der Speiseröhre*
a) Im Ruhezustand steht die Speiseröhre unter Spannung und verschließt sich aufgrund der Verdrehung. Mageninhalt kann nicht aufsteigen. b) Beim Schlucken hebt sich das Zwerchfell, die Speiseröhre entspannt und der Speisebrei kann passieren (modifiziert nach [166]).

Daher erhöhen weitere Mechanismen den Speiseröhreninnendruck, so dass dieser über dem Magendruck liegt. Die Engstellen der Speiseröhre, also beim Aortenbogen und an der Zwerchfelldurchtrittsstelle, unterstützen den Schließmuskel genauso, wie eine Verdrehung der Speiseröhre. Diese Verdrehung bewirkt einen Dehnverschluss der Speiseröhre (Abbildung 2.3). Im Ruhezustand, also wenn gerade keine Nahrung aufgenommen wird, befindet sich die Speiseröhre unter Zugspannung. Beim Schlucken hebt sich das Zwerchfell, nimmt dabei den mit ihm verhafteten Magen mit und die Speiseröhre entspannt. So kann die Nahrung den Ösophagus leicht passieren [166].

Sehr häufig ist bei GERD-Patienten eine Hiatushernie, also ein Zwerchfellbruch zu beobachten. Die beiden Seiten des Speiseröhrenschlitzes im Zwerchfell liegen nicht mehr eng an der Speiseröhre an, sondern haben sich erweitert und können den Tonus nicht mehr erhöhen. Der ganze Druck lastet nun auf dem Ringmuskel, der diesem auf Dauer nachgibt, was in einer krankhaften Erweiterung des Magenübergangs mündet [23].

2.3 GERD-Therapie heute

Zur Behandlung der Gastro-ösophagealen Refluxkrankheit existieren verschiedene Methoden. Neben allgemeinen Maßnahmen stehen Medikamente und eine operative Methode zur Verfügung. In den letzten Jahren gab es zudem einige Versuche, endoluminale Methoden am Markt zu etablieren. Diese konnten sich aber allesamt nicht durchsetzen [48, 152].

Eine Linderung der Beschwerden bei der Gastro-ösophagealen Refluxkrankheit ist bereits ohne Medikamente und operative Eingriffe zu erreichen. Die Hochstellung des Bettkopfendes führt meist zu einer spürbaren Erleichterung und unterstützt außerdem wirksam die medikamentöse Behandlung. Bei Übergewicht ist die Gewichtsreduktion eine der wichtigsten Maßnahmen. In jedem Fall notwendig ist eine Umstellung der Ernährungs- und Genussmittelgewohnheiten. Hierzu gehört der Verzicht auf fette Speisen, Alkohol und Nikotin [29].

2.3.1 Medikamentöse Therapien

In erster Linie werden heute zur Behandlung von GERD Protonenpumpenhemmer verschrieben. Diese Medikamente blockieren das HCl-bildende Enzym (Protonenpumpe) in den säurebildenden Zellen des Magens, den so genannten Belegzellen [184]. So wird die Magensäurebildung zu 85 - 95% verhindert und die Speiseröhre wird nicht mehr angegriffen [29]. Protonenpumpenhemmer sind teure Medikamente, allerdings auch hochwirksam und mit wenigen Nebenwirkungen behaftet [26]. Etwa 75 - 80% der Patienten mit leichter und 50% mit mittelschwerer Ösophagitis können mit Protonenpumpenhemmern geheilt werden [162]. Allerdings treten bei 80% der Patienten die Symptome erneut auf, wenn die Medikamente abgesetzt werden [147].

2.3.2 Fundoplikatio

Die oben beschriebenen Medikamente sind teuer und oft ist eine lebenslange Therapie notwendig [14]. Daher amortisiert sich die operative Methode bereits nach wenigen Jahren [178]. Bei 5-10% der Patienten wirken die Medikamente nicht [130]. Indikationen für eine Operation sind Reflux in großen Mengen trotz PPI-Therapie, PPI Intoleranz und Patienten, die nicht lebenslang Medikamente nehmen wollen [7, 104].

Nachdem Rudolf Nissen im Jahre 1937 eher zufällig den Anti-Reflux-Effekt einer aus dem Magenfundus gebildeten Manschette entdeckte [113], entwickelte er diese Technik weiter [114] und setzte so einen Standard zur operativen Behandlung von GERD [23]. Heute werden drei Viertel der Fundoplikatios laparoskopisch [49, 180], zumeist in der Modifikation nach Dr. Mario Rossetti durchgeführt (Abbildung 2.4) [136]. In bis zu 5% der Fälle tritt Reflux trotz der Operation erneut auf, etwa weil sich die Nähte lockern oder das Gewebe erschlafft. Eine andere Komplikation, die häufig tödlich endet, sind so genannte Magenfisteln, die in Folge eines Ausreißens von Manschettennähten entstehen [46].

2.3.3 Endoluminale Behandlung

Es werden drei unterschiedliche Wege einer endoskopischen Behandlung verfolgt, bei denen über die Speiseröhre zum entzündeten Bereich am Mageneingang behandelt wird [24]: Verkleinern des Speiseröhrendurchmessers am Mageneingang durch Nähte [70], Einbringung von Radiofrequenzwärme in den Speiseröhrenschließmuskel [137] sowie Injektions- und Implantationstechniken in den Bereich des Mageneingangs [96]. Das erste am Menschen angewendete Gerät zur Verkleinerung des Speiseröhrendurchmessers am Mageneingang durch Nähte war die endoskopische Nähmaschine (ESM) der Firma Bard [173]. Dabei werden mit einem speziellen Endoskop Abschnitte der Speiseröhrenschleimhaut erfasst und in das Endoskop gezogen.

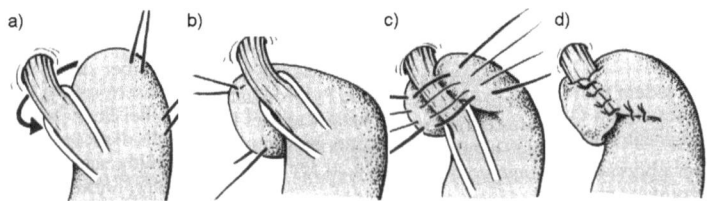

Abb. 2.4: Fundoplikatio in der Modifikation nach Nissen-Rossetti [115]
a) Zunächst werden chirurgische Fäden durch den Fundus des Magens gezogen, nachdem dieser freigelegt wurde. b) Der Fundus wird nun hinten um die Speiseröhre gezogen, c) und vorne wieder mit sich selbst vernäht. d) So entsteht eine Manschette, die den Mageneingang auf seine natürliche Größe verkleinert.

Die dabei entstehenden Falten werden durch eine Naht fixiert. Der entstehende Wulst verkleinert den Speiseröhrendurchmesser [70]. Allerdings ist die Haltbarkeit dieser Nähte sehr begrenzt. Bereits nach 6 Monaten sind bei einem Großteil der Patienten Nähte wieder verschwunden und keinerlei Verbesserung im Vergleich zu vorher konnte gemessen werden [148]. Eine Weiterentwicklung dieser Technik stellte der NDO Plicator dar. Hier wurde nicht nur ein Teil der Schleimhaut von der Nähmaschine erfasst, sondern die gesamte Speiseröhrenwand mit der Naht durchstoßen. Dadurch konnte eine längere Haltbarkeit erreicht werden [123, 186]. Mitte 2008 wurde der Vertrieb des NDO Plicator trotz viel versprechender medizinischer Ergebnisse eingestellt, da trotz intensiver Verhandlungen eine ausreichend hohe Rückerstattung durch die Krankenkassen nicht erreicht werden konnte [119, 165].

Bei der Curon Stretta-Methode wurde mit Hilfe von Radiofrequenzwärme Narbengewebe im Bereich des Speiseröhrenschließmuskels induziert, das den Reflux zu verhindern schien [137]. Im November 2006 hat die Curon Medical Inc. Insolvenz angemeldet. Zwischen der Markteinführung im Jahr 2000 und 2006 wurden etwa 10 000 Patienten mit 366 verkauften Radiofrequenz-Modulen behandelt. Obwohl Curon Stretta die wirksamste der endoluminalen Methoden war und ein großer Teil der Patienten auch nach 4 Jahren follow-up entweder gar keine oder nur selten Medikamente benötigte [116, 129], konnte sie sich nicht am Markt durchsetzen, da das Gerät nicht an ein Standard-Radiofrequenzmodul angeschlossen werden konnte. Stattdessen produzierte Curon teure, eigene RF-Geräte, die nur von wenigen Spezialisten angeschafft wurden [119].

Die Boston Scientific Ltd hat eine Methode entwickelt, bei der Ethylen-Vinyl Alkohol mit Tantal-Partikeln endoskopisch in die Unterhaut der Speiseröhre injiziert wird. Dieses Enteryx genannte Material härtet aus und bildet eine wirksame Antireflux-Barriere [72]. Im April 2003 wurde das Produkt von der amerikanischen Arzneimittelzulassungsbehörde FDA zugelassen. Im September 2005 nahm Boston Scientific das Produkt aber aufgrund „Unerwünschter Ereignisse" wieder vom Markt, einen Monat später veröffentlichte die FDA eine so genannte „preliminary public health notification" und veranlasste den sofortigen Rückruf aller Enteryx-Produkte. Grund hierfür waren schwere Nebenwirkungen der Prozedur, es kam sogar zu einem Todesfall [43].

Aus all diesen Gründen wird ein genereller Einsatz endoskopischer Methoden heute nicht empfohlen [48, 152].

2.4 Oberflächenoptimierung von Kunststoffimplantaten

Da Polyurethane in erster Linie aufgrund ihrer niedrigen Oberflächenenergie keine guten Voraussetzungen für Zellwachstum bieten, haben sich bereits andere Forschergruppen mit der Frage beschäftigt, wie man mit Hilfe von Plasma die Oberfläche von Kunststoffimplantaten verbessern kann [78, 94, 201]. Im Folgenden sollen nun die physikalisch-theoretischen Abläufe bei der Plasmabehandlung einer Polyurethanoberfläche dargestellt werden.

2.4.1 Niederdruckplasma

In typischen Niederdruckplasmen sind die meisten (>99%) im Plasma vorhandenen Teilchen Neutralteilchen, also Sauerstoffmoleküle. Die elektrische Energie wird fast ausschließlich auf die Elektronen übertragen. Die Ionen nehmen Energie durch Stöße mit den Elektronen auf. Beim Niederdruck-/Niedrigtemperaturplasma finden zu wenig Stöße statt, als dass sich die Ionen aufheizen würden, weshalb die mittlere Temperatur des Plasmas nur wenig über Raumtemperatur liegt. Die Geschwindigkeiten von Ionen und Elektronen unterscheiden sich um mehr als 3 Größenordnungen. Während die Ionen der Radiowellenfrequenz nicht folgen können, „zittern" die Elektronen mit der Frequenz des Wechselfeldes (40 kHz) mit. Wenn ein elektrisches Feld angelegt wird, so werden die Elektronen von der Kathode weg beschleunigt, die Ionen werden angezogen. Dabei kommt es zu Stößen. Durch Stöße werden die Sauerstoffmoleküle ionisiert, Elektronen werden frei. Weitere Elektronen werden frei, wenn Ionen auf die Kathode auftreffen. Im Niederdruckplasma finden weitgehend nur elastische Stöße statt. Obwohl die mittlere Energie in der Kammer nur 2 eV beträgt und die (1.) Ionisierungsenergie von Sauerstoff 13,6 eV (entspricht 1313,9 kJ/mol bei 1 eV = 96,485307 kJ/mol) kann trotzdem Ionisierung stattfinden, da die restliche Energie durch Stöße übertragen wird. Außerdem besitzen gemäß der Verteilungskurve immer einige Teilchen im Gas die notwendige Ionisierungsenergie. In der Plasmakammer werden neben rein kinetischer Energieübertragung zusätzlich Energien durch Gravitationswechselwirkungen (Ion sehr viel größer und schwerer als Elektron), elektrostatische Kräfte (Ion (+), Elektron (-)) sowie durch Stöße (e-e und e-Ion) übertragen. Daher herrscht im Niederdruckplasma eine Druyvesteyn-Verteilung, bei der die Anzahl der Elektronen mit der erforderlichen Ionisierungsenergie deutlich niedriger ist, als bei einer klassischen Maxwell-Boltzmann-Verteilung. Trotzdem werden genügend Neutralteilchen zur Entstehung eines Plasmas ionisiert, da Elektronen durch Reflektion an der Randschicht des Plasmas und daraus resultierender Verschiebung der Phasenlage Energie aufnehmen können, bis sie die erforderlichen 13,6 eV zur Ionisierung eines Sauerstoffmoleküls besitzen [185].

2.4.2 Oberflächenmodifikation mit Sauerstoffplasma

Die Oberfläche des Implantats aus Polyurethan ist zunächst unpolar und ohne funktionelle, reaktive Gruppen. Durch die Einwirkung des Sauerstoffplasmas wird die Oberfläche polarisiert, indem chemisch reaktive, funktionelle Gruppen angelagert werden. Mit hoher Geschwindigkeit schlagen die Elektronen in die Oberfläche des Polymers ein und verändern so die Topographie der Oberfläche. Außerdem werden die langen Molekülketten des Polymers aufgesprengt. An die freien Enden können sich Elemente des Plasmas anlagern und so neue funktionelle Gruppen bilden. Die Hydrophilität einer Polymeroberfläche lässt sich über die Oberflächenenergie beschreiben. Je höher die Oberflächenenergie, umso besser können sich polare Moleküle wie zum Beispiel Wasser anlagern. Eine Möglichkeit der Funktionalisierung besteht darin, dass ein Wasserstoffatom der Molekülkette des Polymers herausgelöst wird. Zurück bleibt ein radikalisiertes Kohlenstoffatom, das nur noch an drei seiner vier freien Enden Partner hat. Aus dem Plasma treffen nun ebenfalls radikalisierte Sauerstoffatome auf die Oberfläche. Ein solches Sauerstoffradikal lagert sich an das Kohlenstoffatom an. Das unpolare Wasserstoffatom wurde hiermit durch eine polare Kohlenstoff-Sauerstoff-Verbindung ersetzt. An die polare Gruppe können sich die ebenfalls polaren Wassermoleküle anlagern. Damit ist die Oberfläche an dieser Stelle hydrophil. Der Grad der Hydrophilität steigt mit der Anzahl solcher Anlagerungen von polaren Gruppen. Dies beschreibt nur eine Möglichkeit, wie eine Hydrophilisierung der Oberfläche stattfinden könnte. Bis heute sind die genauen chemischen Vorgänge bei der Plasma Aktivierung noch nicht geklärt. Es wurde lediglich nachgewiesen, dass der Sauerstoffanteil der Oberfläche unter Einwirkung von Sauerstoffplasma innerhalb der ersten 2 Minuten Plasmabehandlung von 9,5% auf etwa 27% ansteigt, und dass hauptsächlich einzeln oder doppelt gebundene Kohlenstoff-Sauerstoff-Verbindungen, also C-O-C oder C=O, entstehen [142].

2.4.3 Sterilisation mit Sauerstoffplasma

Es ist bekannt, dass Plasma sterilisierende Wirkung hat [105]. Heutige RF-(Radiofrequenz)-Plasma Sterilisationsanlagen arbeiten zumeist mit Wasserstoffperoxid als Reaktionsgas [54, 133, 182, 183]. In der vorliegenden Arbeit wird aber angestrebt, die ohnehin durchzuführende Plasma Aktivierung gleichzeitig zur Sterilisation zu nutzen. In diesem Fall kann nicht auf eine kommerzielle Sterilisationsanlage zurückgegriffen werden, da die Aktivierung mit Sauerstoff als Reaktionsgas erfolgt. Vielmehr wird in dieser Arbeit gezeigt, dass im Zeitfenster der erfolgreichen Aktivierung des GastroSleeve-Implantats gleichzeitig eine Sterilisation durch das Plasma möglich ist.

3 Materialien und Methoden

Die Untersuchungen im Rahmen dieser Doktorarbeit wurden an zwei Arten von Probenkörpern durchgeführt. Für alle zellbiologischen und physikalischen Tests kamen spritzgegossene, massive Plättchen aus demselben Material wie das GastroSleeve zum Einsatz. Im Gegensatz zum GastroSleeve-Implantat haben die Plättchen eine glatte, ebene Oberfläche, was eine Grundvoraussetzung für die Untersuchungen ist beziehungsweise diese stark vereinfacht. Trotzdem können die Ergebnisse auf das Implantat übertragen werden, da sich durch die Plasmabehandlung in erster Linie die chemische Zusammensetzung der Oberfläche ändert. Ihre Geometrie spielt für die Wechselwirkungen zwischen Zellen und der Implatatoberfläche eine nebengeordnete Rolle.

Für die Untersuchung des Sterilisationspotenzials von Sauerstoffplasma wurde das fertige Implantat mit poröser Innenseite eingesetzt. Hier ist die Geometrie von sehr viel größerer Bedeutung, da sich Keime in tiefen Porenschichten „verstecken" können. In-vivo spielt die makroskopische Geometrie für die Kapselbildung eine wichtige Rolle, weshalb auch für die Tierversuche das Implantat mit Porenstruktur und nicht die Plättchen verwendet wurden.

In diesem Kapitel wird in erster Linie auf die Materialien des GastroSleeve eingegangen, da das Implantat im Mittelpunkt dieser Arbeit steht.

3.1 Werkstoffe des Implantats

Ein Polymer als Implantat-Werkstoff muss biokompatibel, gut prozessierbar und sterilisierbar sein und gute mechanische Eigenschaften haben [195]. Beim Langzeiteinsatz soll die Funktion des Implantats dauerhaft gewährleistet sein. Beim GastroSleeve muss sichergestellt sein, dass die Speiseröhre am Übergang zum Magen dauerhaft auf ihren natürlichen Außendurchmesser begrenzt wird.

Für die Biokompatibilität sind das Design des Implantats und mögliche herauslösbare Stoffe ausschlaggebend [33]. Traumatische Strukturen des Implantats, z.B. scharfe Kanten oder Spitzen, verursachen Verletzungen im Zielgewebe, denen der Körper wiederum mit verstärkter Kapselbildung begegnet. Bei optimalem Design bildet sich nur eine minimale Kapsel aus. Die Fixierung des Implantats erfolgt durch Integration in den Organismus, nicht durch Separation in einer massiven Kapsel. Außerdem sind die Löslichkeitsprodukte eines optimalen Implantats nicht toxisch und die Lösungskinetik sehr langsam, so dass die mechanischen Eigenschaften über die Implantationszeit nicht wesentlich schlechter werden [63]. Dies ist gleichbedeutend mit der Anforderung nach Langzeitstabilität.

Gut prozessierbar sind in jedem Fall Thermoplaste, die sich leicht im Spritzguss oder im Extruder verarbeiten lassen. Ein thermoplastischer Werkstoff ist in einem bestimmten Temperaturbereich flüssig verarbeitbar und erstarrt beim Abkühlen. Dieser Prozess kann beliebig oft wiederholt werden, solange der Werkstoff nicht über die Zersetzungstemperatur erhitzt wird.

In dieser Arbeit wurden verschiedene Polyurethane auf ihr zytotoxisches Potenzial getestet (siehe Abbildung

5.9). Das ausgewählte Implantatgrundmaterial ist ein Polyetherurethan mit harten und weichen Segmenten in den Polymerketten. Bei den harten Segmenten handelt es sich um aromatische Diisocyanate (MDI), bei den weichen Segmenten um Polyetherdiol [117].

Das Implantat erhält einen metallischen Kern aus einer Nickel-Titan-Legierung. Diese Legierung ist superelastisch bei Raum- und Körpertemperatur.

3.2 Herstellung der Probenkörper

Es gibt verschiedene Verfahren, ein thermoplastisches Polymer zu einem Implantat zu verarbeiten, beispielsweise Extrusion (kontinuierliches Pressen verflüssigten Kunststoffs durch eine Düse und anschließendes Kühlen und Schneiden) [51], Elektrospinning (Spinnen einer polymeren Endlosfaser zu einem Implantat) [163], Heißpressen (Aufschmelzen von Polymergranulat in einer Form zwischen zwei aufeinander gepressten, beheizten Platten) [60] oder Spritzguss [125]. Vergleicht man diese Herstellverfahren bezüglich ihrer Eignung zur Produktion des GastroSleeve, so stellt sich heraus, dass das Spritzgussverfahren die am besten geeignete Verfahrenstechnik ist (siehe Tabelle 3.1).

	Extrusion	Elektrospinning	Heißpressen	Spritzguss
Herstellkosten pro Implantat	++	--	-	++
Nitinolkern realisierbar	-	o	o	+
Nachbearbeitung des Rohteils	o	+	++	o
Scharfe Kanten am Implantat	--	++	o	+
Gesamt	o	o	o	+

++ Verfahren ist sehr gut geeignet über o Verfahren ist durchführbar bis -- Verfahren ist ungeeignet

Tabelle 3.1: *Auswahlmatrix Herstellverfahren GastroSleeve*
Das Spritzgussverfahren ist zur Herstellung des GastroSleeve besser geeignet als Extrusion, Elektrospinning oder Heißpressen, da alle relevanten Punkte erfüllt werden können. Besonders bei hohen Stückzahlen zahlt sich dieses Verfahren zudem durch seine hohe Reproduktionsgenauigkeit aus.

Hier können die weiter unten beschriebenen Anforderungen auch für große Stückzahlen bei sehr guter Reproduzierbarkeit umgesetzt werden.

Für die physikalischen Untersuchungen (Messung des Kontaktwinkels, der Oberflächenstruktur und der Zusammensetzung der Oberfläche) sind Proben mit einer möglichst homogenen Oberfläche erforderlich, um auch geringe Veränderungen beobachten und messen zu können [102]. Die Oberfläche des Implantats ist auf der Außenseite gekrümmt und auf der Innenseite sehr rau durch seine Porenstruktur (siehe Abbildung 4.8). Beides ist für die Messungen von Veränderungen durch die Einwirkung des Sauerstoffplasmas nicht geeignet. Daher wurden zylindrisch geformte Plättchen mit einer glatten, homogenen Oberfläche für die Untersuchungen verwendet, die aus demselben Grundmaterial wie das Implantat bestehen. Auch für die Zytotoxizitätstests und die Zellzählung sind diese Probenkörper besser geeignet, da es hier keine Kapillareffekte wie bei der offenporigen Struktur gibt, die das Ergebnis beeinflussen könnte.

3 Materialien und Methoden

Alle physikalischen und zellbiologischen Untersuchungen wurden an massiven Plättchen aus dem ausgewählten Polyetherurethan mit einer glatten Oberseite durchgeführt. Einzige Ausnahme bildet der Vergleichstest der verschiedenen TPU-Materialien. Hier wurde die Extraktion mit Polymergranulat durchgeführt. Die Versuche zur Plasmasterilisation und die Tierversuchen fanden mit dem Implantat (bzw. Teilen des Implantats) mit poröser Oberfläche auf der Innenseite statt.

Für die Schlussfolgerungen wurde davon ausgegangen, dass die Effekte des Plasmas auf die homogene Plättchen-Oberfläche auf die komplexer geformten Implantate übertragen werden können. Dies ist für die physikalischen Tests akzeptabel, weil die gemessenen Auswirkungen des Plasmas in erster Linie auf chemischen Veränderungen der Oberfläche beruhen, die bei glatten genau wie bei strukturierten Oberflächen stattfinden. Gleiches gilt für die Zellversuche: Für eine korrekte und reproduzierbare Untersuchung ist eine ebene Oberfläche erforderlich und die Effekte beruhen hauptsächlich auf den veränderten chemischen Gruppen der Probenoberfläche. Bei den geometriesensiblen Untersuchungen, nämlich zur Plasmasterilisation und im Tierversuch, wurden dann Probenkörper mit Porenstruktur eingesetzt.

3.2.1 Proben für Vorversuche

Die Proben sind zylindrisch geformte Plättchen mit einem Durchmesser von 23 mm und einer Höhe von 2 mm und wurden im Spritzgussverfahren mit einer Babyplast Mikrospritzgussanlage (Babyplast 6/10, Ranbaldi, Molteno, Italien) hergestellt. Damit die Probe auf einer Seite eine glatte Oberfläche erhält, wurde eine polierte Werkzeugplatte ohne Kavität eingesetzt.

Vor allem für die Kontaktwinkelmessung wird eine gerade Kante der Probe benötigt, damit optimal fokussiert werden kann. Daher wurden die runden Plättchen an zwei Seiten mit einer Schlagschere (MHSU 1000/3.0, Schröder Maschinenbau, Wessobrunn) abgeschnitten und so in eine quasi-rechteckige Form gebracht (Abbildung 3.1).

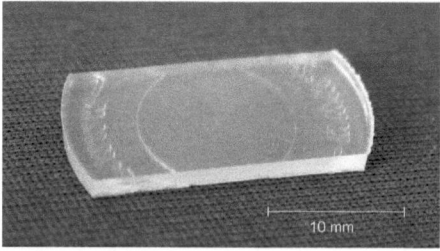

Abb. 3.1: *TPU-Probe für die Vorversuche*
Die Probe wurde im Spritzgussverfahren hergestellt und an zwei Seiten mit einer Schlagschere abgeschnitten. Die Oberseite ist glatt und wird dem Plasma ausgesetzt. An den so vorbereiteten Proben werden die physikalischen und die zellbiologischen Untersuchungen durchgeführt.

3.2.2 Herstellung des Implantats

Zur Herstellung des GastroSleeve-Implantats wird eine hydraulische Spritzgussmaschine vom Typ KM 125 (KM 125 C4, KraussMaffei Technologies GmbH, München) eingesetzt. Für die Kühlung des Spritzgusswerkzeugs kommt ein Kühlaggregat der Firma Regloplas (90S/6/TS22/1K/RT45, Regloplas, St. Gallen, Schweiz) zum Einsatz. Die Spritzgießmaschine ist mit einer MuCell-Einheit ausgestattet, die es erlaubt, CO_2 im superkritischen Zustand in die Schmelze einzumischen und so eine sehr homogene Porenstruktur herzustellen. Die MuCell-Ausstattung beinhaltet eine spezielle Plastifiziereinheit (Typ SP 220 MuCell Plastifiziereinheit mit Schneckendurchmesser 25 mm und Adapter für SP 540 Plastifiziereinheit, KraussMaffei GmbH, München Allach) mit einem SCF-Injektionsventil (Typ 25 mm series II injector, Trexel Inc., Woburn, MA, USA). Außerdem umfasst das Paket ein SCF Dosiersystem, das aus der Versorgungseinheit (TE-3 series II, Trexel Inc., Woburn, MA, USA) und dem gesamten Leitungssystem besteht.

Eine detaillierte Beschreibung des Herstellungsprozesses des GastroSleeve findet sich in Kapitel 4, GastroSleeve – Technische Entwicklung.

3.3 Oberflächenbehandlung

Polyurethane haben nach der Verarbeitung eine niedrige Oberflächenenergie und sind daher zuerst hydrophob. Dies ist eine schlechte Voraussetzung für das Einwachsen von Zellen in eine poröse Struktur aus diesem Werkstoff. Durch eine Plasmabehandlung kann die Oberflächenenergie eines Implantats aus Polyurethan erhöht werden.

Zur Plasmabehandlung wurde eine Niedrigtemperatur-Plasmaanlage (Tetra 30 LF PC, Diener electronic GmbH & Co. KG, Nagold, Deutschland) eingesetzt (Abbildung 3.2). Die Anlage ist mit einem 40 kHz Generator ausgerüstet, die Leistung wurde auf 900 W eingestellt. Die Behandlung mit Sauerstoff als Prozessgas fand bei einem Prozessdruck von 0,5 mbar statt. Die Dauer der Plasmabehandlung wurde von 0 bis 10 Minuten variiert.

3.4 Physikalische Tests

Im Rahmen der physikalischen Tests des GastroSleeve wurde untersucht, welchen Einfluss die Plasmabehandlung auf physikalische Parameter wie beispielsweise den Kontaktwinkel oder die Topographie der Oberfläche hat.

3.4.1 Kontaktwinkelmessung

Die Oberflächenenergie einer Polyurethanoberfläche kann nicht direkt gemessen werden, sondern wird aus dem Kontaktwinkel errechnet. Zur Messung des Kontaktwinkels wird ein Tropfen einer Prüfflüssigkeit auf eine ebene Oberfläche aus dem Testmaterial gegeben. Für die Messung des statischen Kontaktwinkels wird der Tropfen von der Seite photographiert und der Winkel zwischen der Probenoberfläche und der Tangente am Fußpunkt des Tropfens gemessen. Zur Messung des dynamischen Kontaktwinkels wird der Tropfen

3 Materialien und Methoden

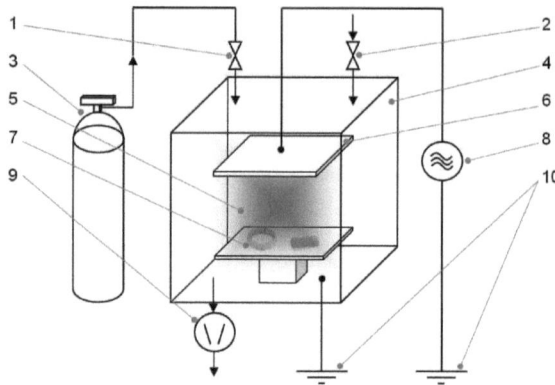

Bezeichnungen des Plasmaprozesses: (1) Prozessgasventil, (2) Belüftungs-
ventil, (3) Prozessgasflasche O_2, (4) Plasmakammer, (5) Sauerstoffplasma,
(6) Elektrode, (7) Proben, (8) HF-Generator, (9) Vakuumpumpe, (10) Erdung

Abb. 3.2: *Schema des Plasmaprozesses*
Im ersten Schritt wird die Plasmakammer über die Vakuumpumpe evakuiert und ein Unterdruck von 0,5 mbar erzeugt. Im zweiten Schritt wird das Prozessgas (Sauerstoff) eingelassen und homogenisiert. Zwischen den Platten der Kammer wird das Plasma gezündet und beschleunigte Elektronen und Ionen treffen auf die Proben. Im letzten Schritt wird die Vakuumkammer belüftet und dadurch der Atmosphärendruck in der Kammer wiederhergestellt.

durch weitere Zuführung von Prüfflüssigkeit kontinuierlich vergrößert und dabei von der Seite gefilmt. Auch hier wird der Winkel zwischen der Probenoberfläche und der Tangente am Fußpunkt des Tropfens bestimmt (Abbildung 3.3).

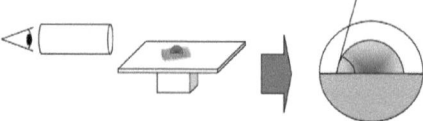

Abb. 3.3: *Kontaktwinkelmessung*
Bestimmung des Kontaktwinkels zwischen dem Wassertropfen und der Probenoberfläche mit Hilfe einer seitlichen Aufnahme.

Die Proben wurden in einem Kontaktwinkelmessgerät der Firma Krüss (G10, Krüss GmbH, Hamburg, Deutschland) unter Verwendung von Reinstwasser als Messflüssigkeit bei einem Tropfenvolumen von 1 µl untersucht. Im Gegensatz zu anderen Studien wurden die Proben weder über einen Glasdorn gespannt [98] noch in einer anderen Weise mechanisch belastet, um eine glattere Oberfläche zu erreichen. Daher variierten die gemessenen Kontaktwinkel einer Probe um bis zu 20°. Die Oberflächenspannung von Reinstwasser beträgt 72,4 mN/m. Kwok und Neumann beschrieben eine Methode, mit der die Oberflächenenergie aus dem dynamischen Kontaktwinkel berechnet werden kann [85]:

$$\cos(\theta_{DCA}) = -1 + 2\left(\sqrt{\frac{\sigma_s}{\sigma_l}}\right)e^{-\beta(\sigma_l-\sigma_s)^2} \tag{3.1}$$

Mit Hilfe dieser Formel wurde aus den gemessenen Kontaktwinkeln die Oberflächenenergie der behandelten Proben ermittelt.

3.4.2 Oberflächentopographie

Bei bei dieser Untersuchung werden die durch die Plasmabehandlung hervorgerufenen, mikroskopischen Veränderungen der glatten Probenoberfläche untersucht. Wenn also im Folgenden von einer Erhöhung der Rauheit gesprochen wird, so ist dies nicht im Zusammenhang mit der porösen Struktur des Implantats zu verstehen. Während die mikroskopische Rauheit die Benetzbarkeit der Oberfläche beeinflusst, ist die makroskopische Rauheit der Porenstruktur verantwortlich für die Fixierung des Implantats in-vivo.

Die Topographie der behandelten Probenoberflächen wurde mit einem optischen Profilometer (Sensofar Plµ2300, Terrassa, Spanien) bei 150-facher Vergrößerung (Objektiv: 150x LU Plan Apo EPI, Nikon, Japan) analysiert. Rauheits- und Welligkeitsparameter wurden anhand der Profilometerdaten mit hochentwickelter Software (Sensomap, Sensofar, Terrassa, Spanien) ermittelt. Dazu wurde auf der Probenoberfläche ein Areal von 220 x 165 µm abgetastet. Die Schrittweite für jedes aufgenommene Bild betrug 0,1 µm, was einer Wiederholpräzision des quadratischen Mittelwerts von weniger als 1 nm entspricht. Bei jeder Probe wurden sechs Messungen an zufällig ausgewählten Positionen der Oberfläche durchgeführt. Die Messergebnisse geben die Mittelwerte dieser Messungen wieder.

Folgende Parameter wurden ermittelt:

S_a: Mittlere Rauheit der Oberfläche

S_q: Quadratische Rauheit der Oberfläche

S_{sk}: Statistische Schiefe der Höhenverteilung. Folgen Spitzen und Täler der untersuchten Oberfläche der Gaußschen Normalverteilung, so beträgt der Wert der Schiefe 0. Ist die Schiefe größer als 0, so ist die Höhenverteilung rechtsschief, also besitzt die Oberfläche weniger hohe Spitzen und mehr flachere Spitzen. Bei einer negativen Schiefe gilt entsprechend der umgekehrte Zusammenhang.

S_{ku}: Statistische Wölbung der Höhenverteilung. Bei einer Gaußschen Höhenverteilung der Oberfläche hat die Wölbung den Wert 3. Werte größer als 3 bedeuten, dass die Oberfläche spitzgipfelig ist, Werte kleiner als 3 stehen für eine flachgipfelige Oberfläche.

S_{dc}: Höhenunterschied des Oberflächenbereichs

S_{td}: Ausrichtung der Oberflächenstruktur

S_k: Kernrautiefe

S_{pk}: Spitzenhöhe

S_{r2}: Materialanteil Spitzen- und Kernbereich

S_{ci}: Index der Wasseraufnahme im Kernbereich

V_{mc}: Materialvolumen des Kerns

FLT_q: Quadratische Planheit der Oberfläche

Die Werte S_a, S_q, S_{sk} und S_{ku} sind rechnerisch ermittelte Werte, mit denen die Oberflächenstruktur und insbesondere die Art und Verteilung der Spitzen beschrieben werden kann. S_k, S_{pk}, S_{r2} und V_{mc} sind Werte, die aus dem Abbott-Firestone-Diagramm abgeleitet werden können [2]. In einem solchen Diagramm wird die Materialverteilung einer Oberfläche graphisch darstellt, wobei die y-Achse des Diagramms den Abstand vom tiefsten Tal bis zur höchsten Spitze der untersuchten Oberfläche in µm darstellt und auf der x-Achse die prozentualen Material-Anteile aufgetragen werden, wobei links mit den höchsten Spitzen begonnen wird und der Bereich bei 100% und dem tiefsten Tal endet. Die Software gibt weder die Absolutwerte der höchsten Spitze und des tiefsten Tals, noch den Materialanteil der Spitzen S_{r1} aus, so dass das Abbott-Firestone-Diagramm nicht dargestellt werden kann.

Anhand Abbildung 5.2 kann der Abstand zwischen höchster Spitze und tiefstem Tal zu etwa 2 µm bestimmt werden. Dieser Wert ist für alle Plasmabehandlungszeiten etwa identisch, da durch den Beschuss mit Teilchen aus dem Plasma viele – aber nicht alle – Spitzen abgetragen werden, aber die Tiefe der Täler so gut wie unverändert bleibt.

3.4.3 Analyse der Oberflächenchemie

Die chemische Struktur einer Probenoberfläche wurde mit Attenuated Total Reflection Fourier-Transformations-Infrarot-Spektroskopie ATR FT-IR (Spectrum one, Perkin Elmer Instruments, Rodgau-Jügesheim, Deutschland) analysiert. Bei dieser Messmethode wird der Messkristall des Instruments (Diamant) auf die Probe gepresst. Dann wird ein Infrarotstrahl unter Totalreflexion durch den Kristall geleitet, wodurch sich an der Kontaktfläche zwischen Kristall und Probe eine evaneszente Welle ausbildet, die zwischen 0,5 und 5 µm tief in die Probe eindringt. Spezifisch für die chemische Struktur der Probenoberfläche ist die Art der Absorption von Energie aus der evaneszenten Welle, welche in einem Spektrogramm dargestellt werden kann.

Das Gerät erlaubt die Messung im Wellenlängenbereich zwischen 4 000 cm^{-1} und 650 cm^{-1}. Die Untersuchungen wurden bei der empfohlenen Auflösung [56] von 4 Messungen je Zentimeter des Wellenlängenbereiches durchgeführt. Pro Messung wurde jeweils der Mittelwert aus 32 Einzelwerten gebildet.

3.5 Zellbiologische Untersuchungen

Im Rahmen von zellbiologischen Untersuchungen wird anhand von Ergebnissen aus in-vitro Untersuchungen versucht, eine Prognose zum in-vivo Verlauf zu treffen. Zytotoxizitätstests erlauben eine Einschätzung der Bioverträglichkeit. Beispielsweise ist die Entzündungsreaktion des Körpers bei höherer Toxizität stärker und eine dickere, fibröse Kapsel bildet sich um das Implantat [68, 193]. Untersuchungen zur Vermehrung von Zellen auf verschieden behandelten Polyurethanoberflächen erlauben eine Prognose, welche Oberflächenbehandlung zum besten Zellwachstum in die poröse Struktur führt [16].

Zur Untersuchung des Einflusses unterschiedlich langer Plasmabehandlungszeiten auf die Zytotoxizität des Polyetherurethans wurden daher in-vitro Untersuchungen durchgeführt. Eine Bestimmung der Zellzahl wurde mit einem Besiedelungstest auf den unterschiedlich plasmabehandelten Oberflächen und anschließender Ablösung und Zählung der Zellen erreicht. Im WST-1 Assay kann die Anzahl lebender Zellen, mit dem LDH Test die Anzahl der nekrotischen Zellen qualitativ über die Farbreaktion eines Tetrazoliumsalzes bestimmt werden [84, 112].

Die zellbiologischen Untersuchungen wurden in so genannten Wellplatten (TPP, Trasadingen, Schweiz) durchgeführt.

3.5.1 Zellbesiedelungstest

Um zu evaluieren, welche Oberflächenbehandlung des Polyurethanmaterials zum stärksten Zellwachstum führt, wurde eine festgelegte Anzahl an Zellen auf verschieden lange mit Sauerstoffplasma behandelte Oberflächen gegeben. Die Proben wurden unter für die Zellen optimalen Bedingungen inkubiert. Je nach Topographie, toxischen Löslichkeitsprodukten und Hydrophilität der Oberfläche vermehren sich die Zellen unterschiedlich schnell. Nach der Inkubationszeit wurden die Zellen abgelöst und gezählt.

Für den Zellbesiedelungstest wurde die gleiche Zelllinie mit dem gleichen Zellmedium verwendet, wie beim WST-1 Assay. 30 µl Zellsuspension mit 100 000 L929 Mausfibroblasten wurden auf jeweils 6 Proben je Plasmabehandlungszeit gegeben. Nach einer Stunde Inkubation in feuchter Atmosphäre bei 37 ±2 °C (5% CO_2) wurden jedem Well 0,5 ml Medium hinzu gegeben. Durch diese Vorgehensweise haften die Zellen zunächst auf der vom kleinen Tropfen Zellsuspension benetzten Oberfläche an und werden bei der Mediumzugabe nicht sofort weggewaschen. Anschließend wurden die Zellen für 4 Tage bei 37 ±2 °C (5% CO_2) inkubiert.

Um festzustellen, wie stark sich die Zellen vermehrt haben, wurden die Proben im Well trypsiniert und anschließend im CASY Cell Counter (CASY 1, Schärfe System, Reutlingen) gezählt.

3.5.2 Bestimmung vitaler Zellen mit dem WST-Assay

Mitochondrien sind Zellorganellen in Zellen mit Zellkern, die Energie erzeugen [77]. Bei der Energieerzeugung werden Elektronen freigesetzt, die durch einen wasserlöslichen, farblosen Redox-Indikator sichtbar

3 Materialien und Methoden

gemacht werden können. Triphenyltetrazoliumchlorid wird durch Aufnahme zweier Elektronen zum roten Formazan reduziert [112]. Diese Reaktion kann nur bei lebenden Zellen stattfinden. Daher ist die Formazankonzentration ein Maß für die Anzahl vitaler Zellen in der Probe. Zur Auswertung der Rotfärbung wurde ein ELISA Reader (Sunrise, Tecan GmbH, Crailsheim) eingesetzt. Dieser misst die Abschwächung von Lichtstrahlen bestimmter Wellenlängen beim Durchtritt durch die Flüssigkeit. Beim Water Soluble Tetrazolium Salt (WST-1) Assay wird Licht der Wellenlänge 450 nm (blaues Licht) gegen eine Referenzwellenlänge von 620 nm eingesetzt [112]. Mit dieser Methode ist es nicht möglich, die Anzahl der vitalen Zellen quantitativ zu erfassen. Vielmehr wird der Messwert einer Probe mit Negativ- und Positivkontrolle verglichen. Liegt der Messwert beim unverdünnten Extrakt um mehr als 30% unter dem der Negativkontrolle, so gilt das extrahierte Material als zytotoxisch [34].

Zur Untersuchung der unterschiedlichen Zytotoxizitäten nach verschiedenen Behandlungszeiten des Polyurethanmaterials wurden L929 Mausfibroblasten vom Stamm BE71-131F (BioWitthaker Europe, Verviers, Belgien) verwendet.

Die Proben wurden direkt nach der Plasmabehandlung für 7 Tage bei 37 ±2 °C in speziellem Zellkulturmedium für diese Zellen (RPMI 1640, PromoCell, Heidelberg, Zusätze: 10% fötales Kälberserum, 50 µg/ml Partrizin, 10 000 Einheiten/ml Penizillin und 10 mg/ml Streptomyzin, alles von Biochrom, Berlin) extrahiert [106]. Das Extraktionsverhältnis wurde auf 1 ml Medium pro 3 cm^2 Probenoberfläche eingestellt [34]. Es wurde darauf geachtet, dass die Proben vollständig vom Medium bedeckt sind. Die Proben wurden in der Laminar-Flow-Box unter sterilen Bedingungen in Zentrifugenröhrchen gegeben. Diese wurden luftdicht verschlossen, wodurch sichergestellt wurde, dass keinerlei Fremdkörper den Test verfälschen konnten. Parallel wurden eine Negativkontrolle (reines Medium ohne Probekörper) und eine Positivkontrolle (reines Medium ohne Probekörper, aber mit 7,5% v/v Dimethylsulfoxid der Firma Merck, Darmstadt) mitgeführt. Für jeden Wert im Diagramm wurde der Mittelwert aus Messungen bei 9 Proben gebildet.

Die Extrakte sowie die Negativkontrolle wurden in 4 Verdünnungsstufen verwendet: 100% (reiner Extrakt), 50% (halb Extrakt, halb frisches Medium), 10% (ein zehntel Extrakt, Rest Medium) und 1% (ein hundertstel Extrakt, Rest Medium). 100 µl jeder Verdünnungsstufe des Extraktes und der Negativkontrolle sowie 100 µl der Positivkontrolle wurden in einem Dreifach-Ansatz in die Wells von 96-Well-Platten gegeben. Anschließend wurden in jedes Well 10 µl ein frisch hergestellten Zellsuspension (4 x 10^5 Zellen/ml) in jedes Well eingesät, abgesehen von den Wells, die für die Hintergrundbestimmung verwendet wurden und daher ausschließlich Medium enthielten. Die Zellkulturplatten wurden für 72 h in feuchter Atmosphäre (5% CO_2) bei 37 ±2 °C inkubiert [34].

Für den Vergleich von verschiedenen TPU-Materialien wurde die Extraktion unmittelbar am Granulat durchgeführt. Für jeden Messwert wurde der Mittelwert aus 24 Extraktionen gebildet. Es wurden keine Verdünnungsstufen durchgeführt, alle Werte waren 100% Extrakt. Die Extraktionsdauer betrug 3 Tage, die Zellkulturplatten wurden 48 h inkubiert. Alle anderen Parameter entsprachen der oben beschriebenen Durchführung.

Zur Durchführung des WST-1 Tests (Roche, Mannheim) wurden jedem Well 10% der WST-1-Lösung zugegeben und anschließend 90 min inkubiert, bevor die Ergebnisse mit dem ELISA Reader ausgewertet wurden [97].

Bei allen WST-Tests wurden für die Auswertungsgrafiken nur die Messwerte für reinen, unverdünnten Extrakt (100%) aufgetragen. Die Messwerte bei 50%, 10% und 1% Extrakt in frischem Medium lagen erwartungsgemäß höher und waren damit weniger toxisch. Damit wurde gezeigt, dass der Testablauf ordnungsgemäß war. Ansonsten haben diese Werte keine Aussagekraft und wurden daher nicht dargestellt.

3.5.3 Bestimmung der Zytotoxizität mit dem LDH-Assay

Während mit dem WST-Assay die Proliferation der Zellkultur ermittelt wird, handelt es sich beim LDH-Assay um einen Zytotoxizitäts-Assay [84]. Dem Standardprotokoll des Labors entsprechend, wurden für den LDH-Assay menschliche Epithelzellen verwendet. Es wurden zusätzliche Messungen zur Ermittlung des zeitlichen Verlaufs der Zytotoxizität durchgeführt und so ein aussagekräftigeres Ergebnis erzielt.

Lactat Dehydrogenase (LDH) ist ein Enzym, das in jeder Zelle vorkommt, da es ein wichtiger Katalysator zum anaeroben Abbau von Lactat ist. Stirbt eine Zelle, so gibt sie mit ihren Bestandteilen auch das LDH aus dem Zytoplasma ins umgebende Medium ab. Die LDH-Konzentration ist daher ein Maß für die Anzahl toter Zellen in der Probe. Allerdings kann das freigesetzte LDH nicht direkt gemessen werden, sondern das Lactat wird zunächst zu Pyruvat oxidiert, wobei positiv geladene Wasserstoffionen freigesetzt werden. Diese reduzieren mit Hilfe eines zugesetzten Katalysators Iodotetrazoliumchlorid zu Formazan [84]. Anschließend ist die Vorgehensweise äquivalent zum WST-1 Assay und die Proben werden ebenfalls im ELISA Reader ausgewertet.

Der LDH-Test wurde mit menschlichen, intestinalen Epithelzellen vom Typ Caco-2 (American Type Culture Collection, Rockville, Maryland, USA) durchgeführt. Die Zellen wurden in Dulbecco's Modified Eagle's Medium (mit 4,5 g/l Glukose und 3,7 g/l Natriumhydrogencarbonat, Zusätze: 20% fötales Kälberserum, 100 Einheiten/ml Penizillin, 0,1 mg/ml Streptomyzin und 2 mM L-Glutamin, alles von PAA Laboratories, Pasching, Österreich, sowie 10 µg/ml Insulin, Sigma-Aldrich, Steinheim) [36]. Caco-2-Zellen wurden in einer Dichte von 2 500 Zellen pro Well in eine 24-Well-Platte mit den verschieden lange plasmabehandelten Proben gegeben. 24 h nach der Einsaat wurden die Proben in eine neue Zellkulturplatte transferiert, um eine Verfälschung des Ergebnisses durch am Well-Boden gewachsene Zellen auszuschließen. Aufgrund der speziellen Vorbehandlung des Wellbodens durch den Hersteller vermehren sich Zellen hier besonders gut.

Die Farbreaktion im Well und damit die Anzahl nekrotischer Zellen wurde nach 1, 3, 5, 7 und 10 Tagen bestimmt. Hierfür wurde ein Cytotoxicity Detection Kit (LDH) (Boehringer-Ingelheim, Mannheim) mit 50 µl Medium verwendet [97].

3.6 Tierversuch

Als Tiermodell wurde das Münchener Miniaturschwein Troll ausgewählt, da es ein gutes Wachstumsverhältnis aufweist und nach der Implantation des GastroSleeve in einem Alter von etwa 3 Monaten nicht mehr deutlich zunimmt. Es wird ca. 55-60 cm groß und kann ein Endgewicht von 60-70 kg erreichen. Die Tierversuchsreihe umfasst 16 Tiere (zusätzlich 4 Reservetiere).

3.6.1 Tierhaltung

Einen Tag vor der OP wird das Versuchstier von einer externen Pension in den Tierhaltungsraum des Krankenhauses gebracht. Der Zutritt zur Box ist personenlimitiert, ausgebildete Versuchstierpfleger überwachen das Tier. Ein Hell-Dunkel-Lichtprogramm mit Dämmerlichtphasen simuliert Tageslichtbedingungen. Spezielles Futter und Leitungswasser aus einer automatischen Nippeltränke stehen unbegrenzt zur Verfügung. 10 Stunden vor dem operativen Eingriff wird das Tier nüchtern gehalten.

3.6.2 Anästhesie und operativer Eingriff

Die Allgemeinnarkose wird mit einer Medikamentenmischung (2 mg/kg Azaperon, 10-15 mg/kg Ketamin, 0,5-1,0 mg/Tier Atropin) eingeleitet, die dem Versuchstier im Tierhaltungsraum intramuskulär gespritzt wird. Dem sedierten Tier wird ein Zugang zur Ohrrandvene gelegt, über den Propofol bis zur Intubationsfähigkeit eingeleitet wird. Nach Intubation wird das Versuchstier künstlich beatmet, zur Narkoseerhaltung wird Propofol als Dauertropfinfusion (ca. 7 mg/kg/h) und Fentanyl nach Bedarf (ca. 1,5 ml/Bolus) gegeben. Während des chirurgischen Eingriffs wird das Tier über Kapnometrie, Pulsoximetrie, Blutdruckmessung, EKG und Temperatursonde überwacht und Anästhesietiefe und Beatmung bei Bedarf nachreguliert. Um den Flüssigkeitsverlust auszugleichen wird permanent Flüssigkeit in Höhe des Erhaltungsbedarfs (10-20 ml/kg/h) intravenös appliziert.

Die Bauchhöhle wird geöffnet, der ösophagokardiale Übergang dargestellt und seine Muskulatur auf einer Breite von ca. 2 cm vollständig abgetragen, wodurch beim Versuchstier die Refluxkrankheit induziert wird [151]. Dabei wird streng darauf geachtet, dass weder die beiden Vagusstränge, noch die Mukosa der Speiseröhre verletzt werden, da dies die Ergebnisse verfälschen würde. Beim menschlichen Patienten wäre die Refluxkrankheit bereits akut, Muskulatur würde selbstverständlich nicht abgetragen. Schließlich wird das GastroSleeve eingesetzt, Peritoneum, Faszie und Haut werden mit Nähten verschlossen.

Nach dem Erwachen aus der Narkose erhält das Versuchstier Wasser und flüssige Kost (Fresubin), ab dem dritten postoperativen Tag wird wieder auf normale Ernährung wie oben beschrieben umgestellt. Am vierten postoperativen Tag ist weitgehende Rekonvaleszenz erreicht und das Tier wird in die externe Pension gebracht.

3.6.3 Abbruchkriterien

Im Folgenden sind Umstände aufgezählt, die zu einem Versuchsabbruch führen:

- Deutliche Verschlechterung des Allgemeinbefindens, insbesondere Störung der Nahrungsaufnahme

- Hinweise auf intraabdominalen Abszess

- Entwicklung einer relevanten Ösophagitis
- Hinweise auf Migration des GastroSleeve
- Hinweise auf Perforation des Gewebes

3.7 Plasmasterilisation

Es wurde untersucht, unter welchen Umständen eine Behandlung mit Sauerstoffplasma zu einem sterilen Implantat führt. Wenn die erforderliche Plasmabehandlungsdauer ähnlich der zur Aktivierung nötigen Behandlungsdauer ist, so kann unter Umständen auf eine extra durchzuführende Sterilisation mit Gamma-Strahlung verzichtet werden.

Zunächst wurde die natürliche Keimbelastung des GastroSleeve ermittelt, bevor untersucht wurde, welche Plasmaparameter zur Abtötung dieser Keime führen. Grundsätzlich wird davon ausgegangen, dass das Implantat nach der Herstellung in der Spritzgussmaschine steril bezeichnet werden kann, da die Bedingungen in der Anlage (190°C, 170 bar, superkritisches CO_2) die Keime abtöten [39].

Für die Untersuchungen zur Sterilisierbarkeit mit Hilfe von Sauerstoffplasma wurden Implantate in ihrer endgültigen Form aus geschäumtem Polyurethan in Ringform verwendet. Diese Proben wurden mit einem Skalpell in 4 gleichgroße Teile geschnitten. Um eine Kontamination während Probenvorbereitung zu vermeiden wurden die Proben ausschließlich mit Latexhandschuhen berührt, um sie auszustanzen. Außerdem wurden die Proben in PE-Beutel verpackt und erst zur Plasmasterilisation wieder entnommen.

Die Plasmabehandlung fand unter identischen Bedingungen wie für alle in-vitro-Versuche, mit den in Kapitel 3.3 beschriebenen Parametern statt.

3.7.1 Nährmedien

Für die Kultivierung von Keimen wurden zwei Nährmedien ausgewählt, die einem breiten Spektrum an Mikroben gute Wachstumsbedingungen bieten. Beide Medien wurden auf einen pH-Wert von 7,4 eingestellt. Außerdem wurde ein Puffer hergestellt, der für Überführungen oder Lösungen der Keime, zum Beispiel beim Ausplattieren oder für das API-System verwendet wurde. Im Folgenden sind die Zusammensetzungen der Medien und des Puffers aufgelistet.

- Festes Medium: 12-15 g Agar-Agar, 10 g NaCl, 10 g Pepton aus Casein, 5 g Hefeextrakt. Dieses Medium wurde nach dem Autoklavieren in flüssigem Zustand unter der Sterilbank in Petrischalen gegossen, wo es nach wenigen Minuten erstarrte.
- Flüssigmedium: 10 g NaCl, 10 g Pepton aus Casein, 5 g Hefeextrakt
- PBS (Phosphate Buffered Saline) - Puffer: 8 g NaCl, 0,2 g KCl, 1,44 g Na_2HPO_4, 0,24 g KH_2PO_4.

Der ph-Wert wurde wo notwendig durch Zugabe von Natriumhydroxid (NaOH) oder Salzsäure (HCl) angepasst.

3.7.2 Keimablösung und Zellkultivierung

Zur Bestimmung einer Keimart ist zunächst eine Separierung von anderen Keimarten notwendig. Dazu wurde auf den Agarplatten ein direkter Abdruck von Vorder- und Rückseite des Implantats gemacht. Die Platten wurden anschließend für 24 Stunden bei 37 ±2 °C inkubiert. Die entstehenden Bakterienkolonien wurden einzeln mit einer Impföse aufgenommen und anschließend ausplattiert oder ausgestrichen.

Ausplattieren

Die aufgenommene Kolonie von Keimen wird in eine geringe Menge PBS eingebracht und auf diese Weise stark verdünnt. Ein Teil der kontaminierten Lösung wird mit einer Pipette auf eine Agarplatte gegeben und gleichmäßig mit einem Drigalskispatel verteilt. Die Agarplatte wird für 24 Stunden bei 37 ±2 °C inkubiert. Anschließend können Kolonien beobachtet werden, die aus einzelnen Bakterien hervorgegangen sind.

Ausstreichen

Nachdem eine Kolonie mit der Impföse aufgenommen wurde, wird diese in Wellenbewegungen über die Agarplatte geführt, wobei sich einzelne Bakterien ablösen. Daraufhin wird die Impföse in einer Bunsenbrennerflamme ausgeglüht und damit sterilisiert. Nach dem Abkühlen wird mit der Impföse in der vorhergehenden Wellenlinie begonnen und eine weitere Wellenbewegung ausgeführt. Dieser Schritt wird ein zweites Mal wiederholt. Auf diese Weise wird eine geringe Anzahl an Bakterien mit der Impföse wieder aufgenommen und durch das wellenförmige Ausstreichen vereinzelt. Nachdem die Platte für 24 Stunden bei 37 ±2 °C inkubiert wurde, kann am Ende der drei Wellenlinien eine Kolonie ausgemacht werden, die aus einem einzelnen Bakterium entstanden ist (Abbildung 3.4).

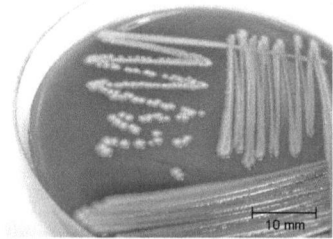

Abb. 3.4: *Ausstreichen von Keimen*
Nachdem eine Bakterienkolonie mit einer Impföse aufgenommen wurde, wird diese in Wellenbewegungen über den Nährboden gestrichen und anschließend über einer Flamme sterilisiert. Daraufhin wird in der ersten Linie begonnen und eine weitere Wellenbewegung durchgeführt. Am Ende der dritten Wellenlinie erhält man eine einzelne Bakterienkolonie, die untersucht wird.

3.7.3 Qualitative Keimanalyse mit dem API-Test

Für eine Identifizierung der durch den Herstellungsprozess auf das Implantat gelangten Keime wurde das API 20E-System (API 20 E, Biomerieux, Marcy l'Etoile, Frankreich) verwendet. In 20 Mikroröhrchen befinden sich dehydrierte Substrate. Zu diesen wird eine Suspension mit Bakterien gegeben, deren Art bestimmt werden soll. Einige Röhrchen müssen mit Harz verschlossen werden, um anaerobe Bedingungen zu schaffen. Mit dem API 20E-System können ausschließlich gram-negative Bakterien untersucht werden.

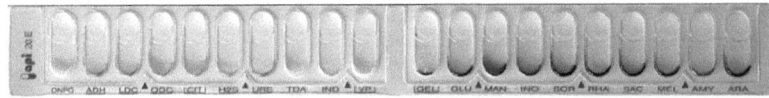

Abb. 3.5: *API 20E-System*
Jeder Teststreifen des API 20E-Systems besitzt 20 Röhrchen mit pulverförmigen Substraten. Diese werden mit Keimlösung befüllt, und falls erforderlich zur Herstellung anaerober Bedingungen mit Harz verschlossen.

Nachfolgend können zwischen den Bakterien und den Substraten biochemische Reaktionen stattfinden. Nach der Inkubationszeit werden die Farbumschläge in den Röhrchen analysiert. Die Farbumschläge sind nicht immer eindeutig auszulesen, weshalb der untersuchte Keim nur mit einer gewissen Wahrscheinlichkeit identifiziert werden kann (Abbildung 3.5).

3.7.4 Quantitative Keimanalyse

Um die Anzahl der Keime auf dem GastroSleeve-Implantat zu bestimmen, müssen diese vom Implantat abgelöst und in eine Lösung überführt werden, damit sie gezählt werden können. Um zu verhindern, dass die Keime während des Ablösens sterben, wird flüssiges Medium verwendet. Die physikalischen Kräfte im Schüttelinkubator sorgen dafür, dass die Keime sich nicht mehr auf der Oberfläche des Implantats halten können und in die Lösung übergehen. Da Medium verwendet wird, vermehren sich die Keime auch während der Zeit im Inkubator. Daher reicht es nicht aus, die Keimzahl zu bestimmen, sondern auch die Wachstumsrate muss ermittelt werden. Auf diese Weise kann die Ausgangskeimzahl auf dem GastroSleeve-Implantat bestimmt werden. Im Gegensatz zum API-Test werden hier alle Arten von Keimen berücksichtigt.

Zur Ermittlung der Wachstumskinetik wurde eine Probe in flüssiges Medium gegeben und bei 37 ± 2 °C im Schüttelinkubator bebrütet. Einmal pro Stunde wurde eine Flüssigkeitsprobe entnommen und mit einem Photometer (Genesis 10 Spectrophotometer, Thermo Fisher scientific Inc., Waltham, USA) untersucht. Anhand der optischen Dichte der Keimlösung bei einer Wellenlänge von 600 nm können die beiden Phasen des Keimwachstums, die lag-Phase und die exponentielle Phase ermittelt werden. In der lag-Phase stellt sich das Bakterium auf seine Umwelt ein und synthetisiert die zur Vermehrung benötigten Zellbestandteile, vermehrt sich aber noch nicht. Die lag-Phase geht in die exponentielle Phase über, in der die maximale Wachstumsrate erreicht wird (Abbildung 3.6).

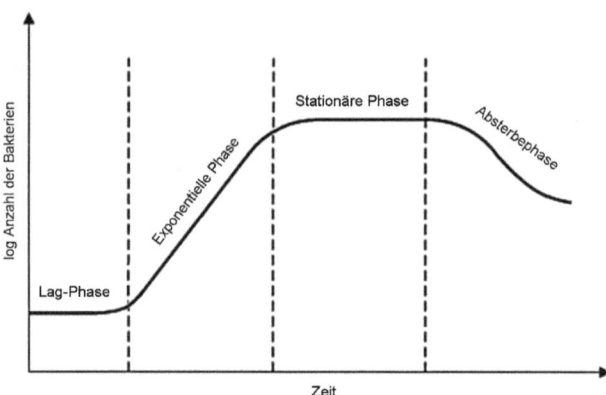

Abb. 3.6: *Wachstumsphasen von Bakterien*
Bei der Kultivierung von Bakterien werden mehrere Phasen durchlaufen, die das Wachstum der Bakterien charakterisieren. Eine Anpassungsphase (lag-Phase) geht in ein exponentielles Wachstum über. Auf die exponentielle Phase folgt durch Produktinhibierung eine Stagnation des Wachstums. Aufgrund der Anhäufung von Abbauprodukten sterben die Zellen schließlich ab.

Aus dem Diagramm kann die Wachstumsrate μ in der exponentiellen Phase abgelesen werden. Daraus errechnet sich die Verdoppelungszeit mit:

$$t_d = \frac{\ln 2}{\mu} \quad (3.2)$$

Die absoluten Keimzahlen wurden bestimmt, indem die zu untersuchende Probe in 100 ml flüssiges Medium gegeben und für 20 Stunden bei 37 ±2 °C im Schüttelinkubator bebrütet wurden. Hier ist das Nährmedium ständig in Bewegung, wodurch Luft in die Flüssigkeit eingetragen wird und aerobe Bakterien optimal mit Sauerstoff versorgt werden. Durch die ständige Bewegung werden auch die Keime aus tieferen Poren der Probe ausgewaschen. Nach 20 Stunden befinden sich die Keime in der exponentiellen Phase. Die absolute Keimzahl C_N errechnet sich hier aus der Ausgangskeimzahl C_{N0} und der Wachstumsrate μ multipliziert mit der Inkubationszeit t im Exponenten:

$$C_N = C_{N0} * e^{\mu t} \quad (3.3)$$

Es wurde etwas Keimlösung entnommen und die Anzahl der Keime im Medium mit Hilfe einer Neubauer-Zählkammer bestimmt. Es wurde in 80 Quadraten der Zählkammer die Anzahl der Keime N bestimmt und daraus der Mittelwert gebildet:

$$\overline{x}_N = \frac{1}{80} \sum_{i=1}^{80} Quadrat_i \qquad (3.4)$$

Ein Element der Zählkammer hat eine Grundfläche von 0,0025 mm² bei einer Höhe von 0,1 mm. Da die Ausgangsmenge an Medium mit 100 ml bekannt ist, kann aus der Zählung mit der Neubauer-Kammer die Anzahl der Keime im gesamten Medium berechnet werden:

$$C_N = \frac{100ml}{0,0025mm^2 * 0,1mm} * \overline{x}_N = 4 * 10^8 \, \overline{x}_N \qquad (3.5)$$

Zur Ermittlung der Ausgangskeimzahl C_{N0} müssen nun die Dauer der lag-Phase und die Wachstumsrate mit einbezogen werden. Von den 20 Stunden Inkubationszeit ist die Dauer der lag-Phase abzuziehen. Die Dauer der exponentiellen Phase ist also $t_{ges} - t_{lag}$ Stunden. Setzt man nun Gleichung 3.5 in 3.3 ein, so erhält man:

$$C_{N0} = \frac{C_N}{e^{\mu t}} = \frac{4 * 10^8 \, \overline{x}_N}{e^{\mu(t_{ges}-t_{lag})}} \qquad (3.6)$$

4 Ergebnisse: GastroSleeve – Technische Entwicklung

Im folgenden Kapitel wird gezeigt, wie die Idee, die Operationsmethode zur Behandlung der Gastro-ösophagealen Refluxkrankheit (Fundoplikatio) durch ein Implantat zu vereinfachen und zu verbessern, technisch realisiert wurde.

4.1 Implantate in Weichgeweben

Jedes Weichgewebe-Implantat ruft nach dem Einsetzen eine Reaktion des Körpers hervor, die hauptsächlich an der Grenzfläche zwischen Implantat und Gewebe auftritt. Lösen sich in der Körperumgebung aus dem Implantat toxische Stoffe, so führt dies zum Absterben des Kontaktgewebes. In jedem Fall bildet sich eine fibröse Kapsel um das Implantat. Eine poröse Struktur ermöglicht das Einwachsen von Gewebe und verbessert so die Verankerung des Implantats [195]. Biokompatibles Polyurethan kann zumindest beim kurz- bis mittelfristigen Einsatz als Implantatwerkstoff als inert angesehen werden, da die Löslichkeitskinetik sehr langsam ist. Erst beim Langzeiteinsatz müssen seine toxischen Abbauprodukte – in erster Linie Methyldianilin (MDA) – berücksichtigt werden [83].

Die Reaktion des Körpers hängt im Wesentlichen davon ab, ob das Implantat zur Ruhe kommt. Beim Einsetzen eines Implantats wird der Körper verletzt, es folgt eine Entzündungs- und Heilungsreaktion. Bewegt sich das Implantat relativ zum Gewebe an der Kontaktfläche, so werden dort mikroskopische Verletzungen induziert, die wiederum die Reaktion des Körpers verstärken. Gleiches gilt für scharfe Kanten des Implantats. Die Entzündungsreaktion äußert sich in der Bildung einer fibrösen Kapsel um das Implantat, die umso dicker wird, je stärker die Entzündungsreaktion ist. Sobald das Implantat in seiner Position fixiert ist, klingt die Entzündung ab und Heilung setzt ein [68, 193].

Auch wenn das Implantat physikalisch in Ruhe ist, so können auch chemische Vorgänge eine Körperreaktion hervorrufen. Toxische Abbauprodukte des Implantats führen zu Gewebenekrose und veranlassen den Körper, das Implantat durch verstärkte Kapselbildung zu isolieren. Das ausgewählte Polymer darf also nicht zuviel toxische Abbauprodukte in zu kurzer Zeit abgeben, sondern muss im Langzeiteinsatz stabil sein [83].

Am besten erreicht man die Fixierung eines Implantats im Körper, wenn Zellen aus der Implantatumgebung in vorbereitete Strukturen des Implantats einwachsen. Eine poröse Struktur des Implantats ermöglicht das Einwachsen von Zellen, wenn die Poren ca. 500 µm groß und interkonnektiv, also untereinander verbunden sind [21, 188]. Die Verbindungen sollten eine Größe von ca. 30 µm aufweisen [179]. Nicht zuletzt sollte die Oberflächenenergie des Implantats so modifiziert werden, dass sie der Oberflächenspannung der Körperflüssigkeit entspricht, um eine optimale Benetzung zu erreichen.

4.2 Historischer Ideengeber: Angelchik Antireflux Prothese

Die Angelchik Antireflux-Prothese (AAP) ist eine Doughnut-förmige Silikonhaut, die mit hochvernetztem Silikongel gefüllt ist und um die Speiseröhre am Mageneingang gelegt wird [5]. Silikonbänder an beiden

Enden erlauben ein sicheres Schließen des Rings (Abbildung 4.1). Sie wurde erstmals 1973 zur Behandlung der Gastro-ösophagealen Refluxkrankheit (GERD) eingesetzt und im Jahr 1979 von der FDA zugelassen. Innerhalb von 3 Jahren wurden mehr als 9 000 Prothesen eingesetzt [1]. Gear et al. [50] und Angelchik et al. [6] veröffentlichten Studien, nach denen die postoperativen Resultate sogar besser waren als nach einer Fundoplikatio.

Der Hauptvorteil der Angelchik-Methode gegenüber der Fundoplikatio war das einfache Einsetzen der Prothese mit entsprechend geringerer OP-Zeit bei niedrigerer Morbidität und kürzerem Krankenhausaufenthalt [58]. Mehrere Studien bestätigten die Effektivität der Prothese durch 24h pH-metrie bzw. pH-Manometrie [108, 164, 189]. Seit ihrer Einführung wurden 30 000 Prothesen eingesetzt [181].

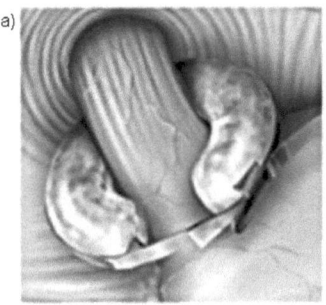 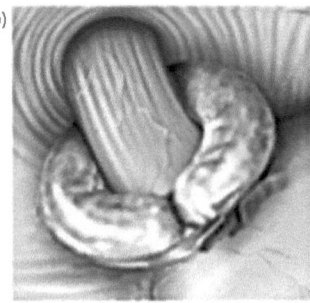

Abb. 4.1: *Angelchik Antireflux-Prothese (AAP)*
a) Die AAP wird um die Speiseröhre am Mageneingang gelegt und mit Hilfe der Silikonbänder verschlossen. b) Zum Schluss werden die Bänder abgeschnitten und entfernt.

Innerhalb von 5 Jahren nach dem Einsetzen der AAP wurden 150 Komplikationen dokumentiert. Die häufigste Komplikation war Dysphagie, die bei 33%-50% der Patienten vorübergehend war [50, 65], und bei 10%-70% dauerhaft [13, 27, 99, 189]. Viele dieser Patienten hatten nur eine leichte Dysphagie, die keiner weiteren Behandlung bedurfte, doch bei einigen musste die Prothese wieder entfernt werden. Am häufigsten ist eine Dysphagie ohne Verrutschen der AAP (55%), dann eine sekundäre Dysphagie aufgrund einer rotierten oder dislozierten Prothese (27%) und schließlich ein Verrutschen in den Thorax in 18% der Fälle [99]. Weitere Komplikationen der AAP sind Materialversagen, Migration, Erosion, perikapsuläre Fibrose, keine Verbesserung bzgl. GERD, Rotation und Abwärtsrutschen der Prothese [37, 47, 53, 86, 121, 146, 164, 174, 176].

Die AAP und die Operationstechnik wurden in den ersten zehn Jahren des klinischen Einsatzes weiter verfeinert. Ursprünglich wurden die Silikonbänder zum Fixieren nur am Implantat angeklebt, was häufig zum Abplatzen der Bänder führte [164]. Daher wurde ein Silikonband eingeführt, das das Implantat vollständig umfasst. In den frühen 1990er Jahren wurde eine laparoskopische Implantationstechnik der AAP eingeführt [15], die sich aber nicht durchsetzen konnte, da zu diesem Zeitpunkt die Prothese aufgrund der vielen Komplikationen bereits unpopulär wurde.

Im Langzeiteinsatz der AAP über durchschnittlich 145 Monate (66-192 Monate) mussten 15% der Prothesen wieder explantiert werden [181]. Dieser Wert wird durch einige andere Studien bestätigt (5%-17%) [6, 11, 37, 171, 189]. Eine weitere Studie mit 46 Patienten zieht die Schlussfolgerung, dass die AAP bei einem hohen Prozentsatz der Patienten eine Dysphagie verursacht, die bei dieser Studie bei einem Viertel der Patienten nach durchschnittlich 4 Jahren die Explantation der AAP erfordert hat [99].

Die Effektivität der AAP (24h pH-Metrie: pH < 4 für < 4% der Zeit) ist mit 70% auf lange Sicht deutlich niedriger als bei der Fundoplikatio mit 85%-90%. Daher wird heute von der Verwendung der AAP abgeraten [181].

4.3 In-vivo-Resultate des Haugen-Implantats

Am Lehrstuhl für Medizintechnik der TU München wurde ein auf dem Prinzip der AAP beruhendes Implantat entwickelt [60]. Das Haugen-Implantat zeigte in-vitro viel versprechende Resultate. Haugens Prototypen wurden als Ring hergestellt und hatten noch keinen Verschluss, weshalb sie an einer Stelle aufgeschnitten, um die Speiseröhre gelegt und schließlich mit einer Naht verschlossen wurden. Wie von Haugen vorgeschlagen, wurden die Implantate im MuCell-Verfahren hergestellt, wodurch sie eine gleichmäßige Porenstruktur erhielten. Als Tiermodell wurden Schweine ausgewählt, da sie im Bereich von Speiseröhre und Magen eine dem Menschen ähnliche Anatomie aufweisen. Für einen Langzeitversuch sind Schweine der deutschen Landrasse weniger geeignet, da sie innerhalb von wenigen Monaten mehrere hundert Kilogramm erreichen können, was dazu führt, dass sie nur noch unter großen Schwierigkeiten in der Tierklinik untersucht und behandelt werden können. Daher wurde zunächst das „Münchener Miniaturschwein Troll" als Tiermodell ausgewählt, eine Rückzüchtung mit Wildschweinen, die erwachsen nur etwa 80 kg erreicht. So können diese Tiere auch bei einer Standzeit über mehrere Jahre noch bei Bedarf im Tier-OP versorgt werden, da sie nicht zu schwer für den Operationstisch werden. Die Tierversuchsreihe wurde zunächst mit 8 Schweinen dieser Rasse gestartet.

Im ersten Teil der Tierversuchsreihe des Haugen-Implantats überlebten die Versuchstiere „Münchener Miniaturschwein Troll" im Durchschnitt 122 Tage (4-513 Tage). Drei Tiere starben innerhalb der ersten 42 Tage nach der Operation an Upside-down-Magen, Darmverschluss und Diarrhoe. Weder diese Tiere, noch das planmäßig nach 36 Tagen geopferte, zeigten Anzeichen des morphologischen Korrelats einer Dysphagie, nämlich überschießender Narbenbildung rund um das Implantat, die schließlich zum mechanischen Verschluss der Speiseröhre am Übergang zum Magen führt. Zwei weitere Schweine mussten nach einer Standzeit von 65 bzw. 99 Tagen euthanasiert werden, weil trotz Speiseröhren-Stent (65 Tage) und Dilatation (99 Tage) keine Verbesserung der Nahrungsaufnahme erreicht werden konnte. In der Autopsie konnte die Ösophagusstenose nachgewiesen werden. Ein Schwein musste nach 190 Tagen euthanasiert werden, da sich sein Zustand dramatisch verschlechterte. Es wurde festgestellt, dass eine myocardiale Einblutung verantwortlich war. Zudem konnte eine starke, wenn auch nicht vollständige Stenose der Speiseröhre festgestellt werden. Auch wenn dieses Tier nicht daran gestorben ist, so war doch eine Dysphagie vorhanden. Das letzte Troll-Schwein überlebte 513 Tage, bevor es an einer sehr großen Ovarialzyste gestorben ist. Hier fand sich in der Obduktion keinerlei Kapsel um das in situ befindliche Haugen-Implantat.

4 Ergebnisse: GastroSleeve – Technische Entwicklung

Aufgrund der Erkenntnisse des ersten Teils der Tierversuchreihe wurde der zweite Teil mit Schweinen "Deutsche Landrasse" durchgeführt. Es war bereits bekannt, dass das Haugen-Implantat ein hohes Potential zur Auslösung einer Stenose besitzt und die Standzeit der Schweine weniger als ein Jahr betragen würde. Damit fiel das Hauptargument zum Einsatz des „Münchener Miniaturschwein Troll" weg, nämlich dass die Gewichtszunahme der Schweine auch bei langer Standzeit nicht weit über 80 kg hinausgeht. Landrasse-Schweine sind kostengünstiger, weniger anspruchsvoll in der Haltung und weniger empfindlich für äußere Einflüsse. Die Tierversuchsreihe mit 6 Schweinen diente zur genaueren Untersuchung des Dysphagieauslösenden Potenzials des Haugen-Implantats. Die Hausschweine wurden im Durchschnitt nach 135 Tagen (22-273 Tage) geopfert, in 4 Fällen (70-273 Tage) aufgrund eines schlechten Allgemeinzustands, der auf eine Ösophagusstenose zurückzuführen war. Ein Schwein hatte eine Wundheilungsstörung, die die Euthanasie nach 22 Tagen erforderlich machte. Bei einem Schwein dislozierte das Implantat in den Thorax, was dazu führte, dass hier bis zur Euthanasie nach 226 Tagen keinerlei Zeichen einer Fress-Störung auftraten. In-vivo konnte das Implantat nicht lokalisiert werden, da das Haugen-Implantat nicht röntgendicht ist.

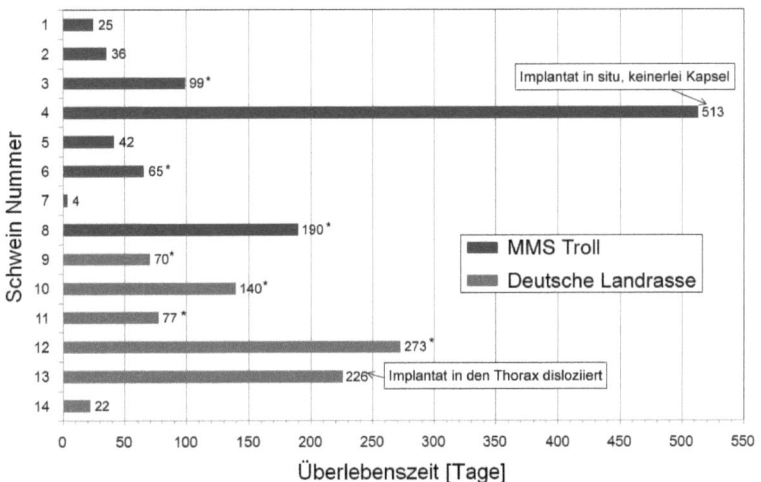

Abb. 4.2: *Überlebenszeiten von Schweinen mit dem Haugen-Implantat*
*Die mit * gekennzeichneten Tiere zeigten eine Ösophagusstenose. 7 von 9 Tieren (78%), die älter als 42 Tage wurden, entwickelten eine Ösophagusstenose. Ein Tier (Nr. 4) zeigte nach 513 Tagen Überlebenszeit keinerlei Kapselbildung um das Implantat, das allerdings auch nicht fixiert war. Bei Tier 13 ist das Implantat in den Thorax gerutscht, so dass es zu keiner Störung der Speiseröhre kam.*

Zusammenfassend lässt sich feststellen, dass sich das Haugen-Implantat nur bei einem von 14 Versuchstieren (7 %) nach mehr als 42 Tagen noch am Ort der Implantation befand, ohne eine Ösophagusstenose zu verursachen. In diesem Fall wurde aber keine Fixierung des Implantats erreicht, sondern es lag lose um die Speiseröhre. Bei allen Explantaten ließ sich das Kapselgewebe sehr leicht vom Implantat lösen, was darauf schließen lässt, dass das gewünschte Einwachsen von Zellen der Speiseröhrenwand in die poröse Struktur des Implantats nicht erreicht wurde (Abbildung 4.2).

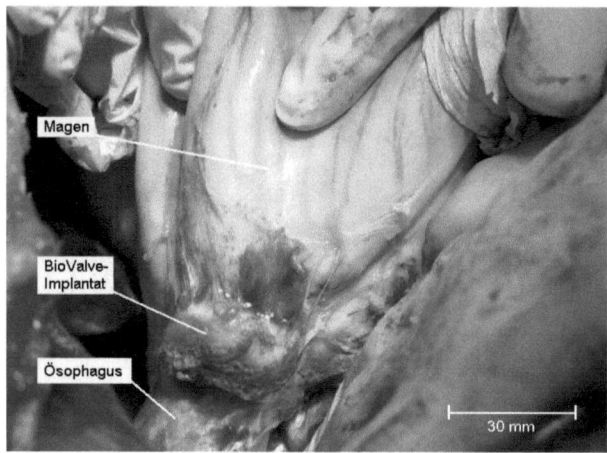

Abb. 4.3: *Resektat von Magen und Speiseröhre eines Münchener Miniaturschweins Troll mit dem Haugen-Implantat*
Das Implantat ist von einer dicken, fibrösen Kapsel umhüllt, die zu einem Verschluss des Ösophagus geführt hat.

Nach der Implantation in Schweine wurde das Implantat von einer Kapsel umhüllt. Dieser Prozess kam nicht zur Ruhe, sondern schritt – mal langsam, mal schneller – voran, bis es zu einem Verschluss der Speiseröhre durch das einschnürende Narbengewebe kam. Dieser Zustand war bei einigen Schweinen bereits nach 2 Monaten, bei anderen erst nach 9 Monaten erreicht.

Als Ursachen für die unbefriedigenden Ergebnisse von Haugens Implantat im Tierversuch (Abbildung 4.3) wurden ermittelt [194]:

- Das Implantat wird nicht ausreichend am Ort der Implantation fixiert

- Porenstruktur mit Porengröße, Porosität und Größe der Interkonnektionen entspricht nicht den Sollwerten aus der Literatur

- Hydrophobe Eigenschaften des Polyurethans verhindern den initialen Kontakt der Zellen der Speiseröhrenwand mit tiefer gelegenen Poren und damit das Anwachsen

- Scharfe Kanten führen zu einer starken Irritation des umliegenden Gewebes und damit zu verstärkter Narbenbildung

- Implantat ist nicht röntgensichtbar, was eine postoperative Überprüfung der Position des Implantats erschwert

4.4 Entwicklung des Verschlussprinzips des GastroSleeve

Nach dem Einsetzen soll das Implantat in Form eines Ringes den äußeren Durchmesser der Speiseröhre am Mageneingang in seinen natürlichen, gesunden Ausmaßen halten, nämlich etwa 30 mm. Um die notwendigen Manipulationen am Körper des Patienten sowohl in Zahl als auch im Umfang so gering wie möglich zu halten, soll der Ring als Strang laparoskopisch in den Bauchraum eingeführt und dort um die Speiseröhre gelegt und verschlossen werden. Prinzipiell stehen zur Herstellung einer Verbindung die Möglichkeiten Kraftschluss, Formschluss und Materialschluss zur Verfügung. Ein verschmelzen bzw. verschweißen der beiden Ringenden wäre technisch sehr aufwändig. Betrachtet man die Lösungen aus ähnlichen Anwendungen, so bietet sich die bei Magenbändern eingesetzte Durchzug-Öse-Variante an. Während Haugen daher dieses Kabelbinderprinzip als Verschlusskonzept vorschlägt, konnte hier ein deutlich einfacheres und kostengünstigeres Kraftschluss-Konzept gefunden werden. Ein Kern aus superelastischem, zum Ring geformtem Material würde es erlauben, das Implantat in gestreckter Form über einen Applikator in den Körper einzuführen, sich dann aber wie eine Spange um die Speiseröhre zu legen. Mit Nitinol wurde hier ein Material ausgewählt [150], das zudem die Forderung nach Röntgensichtbarkeit erfüllt. In der Herstellungsposition sind das GastroSleeve-Implantat sowie sein Nitinolkern spannungsfrei. Zum Öffnen des Implantats werden seine Enden auseinandergedrückt und es kann um die Speiseröhre gelegt werden. Bei Entlastung nimmt das GastroSleeve aufgrund der Vorspannung des vollständig eingebetteten Nitinolrings wieder seine Ringposition ein (Abbildung 4.4).

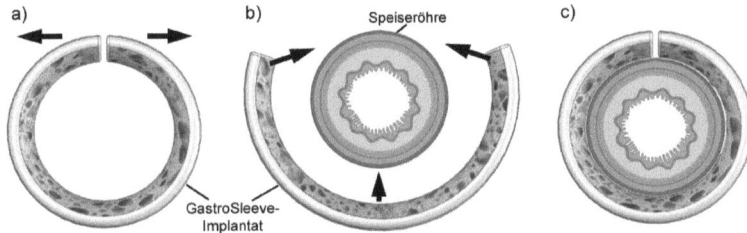

Abb. 4.4: *Verschlussprinzip des GastroSleeve*
a) Herstellungsposition des GastroSleeve-Implantats. Das Implantat sowie sein Nitinolkern sind in dieser Position spannungsfrei. Zum Öffnen des Implantats werden seine Enden auseinandergedrückt (Pfeile). b) In der geöffneten Position kann das Implantat um die Speiseröhre gelegt werden. c) Durch die Vorspannung des vollständig eingebetteten Nitinolrings nimmt das GastroSleeve bei Entlastung wieder seine Ringposition ein.

4.5 Design des GastroSleeve-Implantats

Grundlage für das GastroSleeve Implantat sind die Forschungsergebnisse von Haugen [60]. Zur Herstellung der Porenstruktur nutzte Haugen den Umstand, dass feuchtes Polymergranulat nach der Verarbeitung im Spritzguss zu Poren im Bauteil führt. Um eine offenporige Struktur mit interkonnektiven Poren zu erreichen, verwendete Haugen Kochsalz. Durch den Einsatz der MuCell-Technologie konnte die Herstellung der Proben deutlich verbessert werden. Weder Wasser noch Kochsalz sind nötig, stattdessen wird Kohlenstoffdioxid im superkritischen Zustand der Polymerschmelze beigemischt. Dies führt zu einer homogenen, offenporigen Struktur.

Die Anforderungen an das verbesserte GastroSleeve-Implantat im Vergleich zum Haugen-Implantat [60] lauten:

- Verwendung der MuCell-Technologie zur Generierung von Poren mit 500 µm Größe und Interkonnektionen mit 30 µm Durchmesser

- Optimierung der Spritzgussform für die MuCell-Technologie

- Schlankeres Design ohne scharfe Kanten bei größerer Kontaktfläche zur Speiseröhrenoberfläche (Abbildung 4.5)

- Vollständig vom Polymermaterial umschlossener Nitinolkern zur Sicherstellung der Sichtbarkeit in den Bildgebungsverfahren und zur Einsparung eines Verschlusses

- Oberflächenbehandlung zur Hydrophilisierung und damit zur Verbesserung des Kontakts der Zellen der Speiseröhrenwand mit dem Implantat

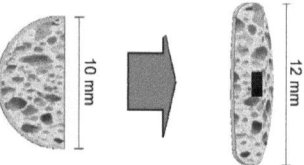

Abb. 4.5: *Vergleich Querschnitt Haugen-Implantat – GastroSleeve*
Links abgebildet der Querschnitt des Haugen-Implantats, rechts das GastroSleeve mit Nitinolkern, größerer poröser Kontaktfläche zur Speiseröhre sowie abgerundeter Kante zur Verbesserung der Biokompatibilität.

Zur besseren Fixierung des Implantats werden zusätzlich 7 makroskopische Löcher (1 mm Durchmesser) gleichmäßig verteilt in das Implantat gestanzt. Hier sollen Kollagenfasern der vom Körper gebildeten Kapsel durch das Implantat wachsen und es so fixieren. Eine gleichmäßigere Porenstruktur wird durch den Einsatz der MuCell-Technologie erreicht. Während die von Haugen durchgeführte Salt-Leaching-Methode eine maximale Porosität von 64% bei einer durchschnittlichen Porengröße von 270 µm und Interkonnektionen zwischen 5 und 58 µm ermöglichte [62], ist es mit der MuCell-Technologie möglich, die in der Literatur empfohlenen Werte (70% Porosität, 330 µm Porengröße, 120 µm Interkonnektionen) zu erreichen [197]. Dazu muss allerdings die Spritzgussform für den MuCell-Prozess optimiert werden, weshalb das Implantat als Chip gespritzt wird.

Auf dieser Grundlage wurde das neue Implantatdesign entwickelt (Abbildung 4.6).

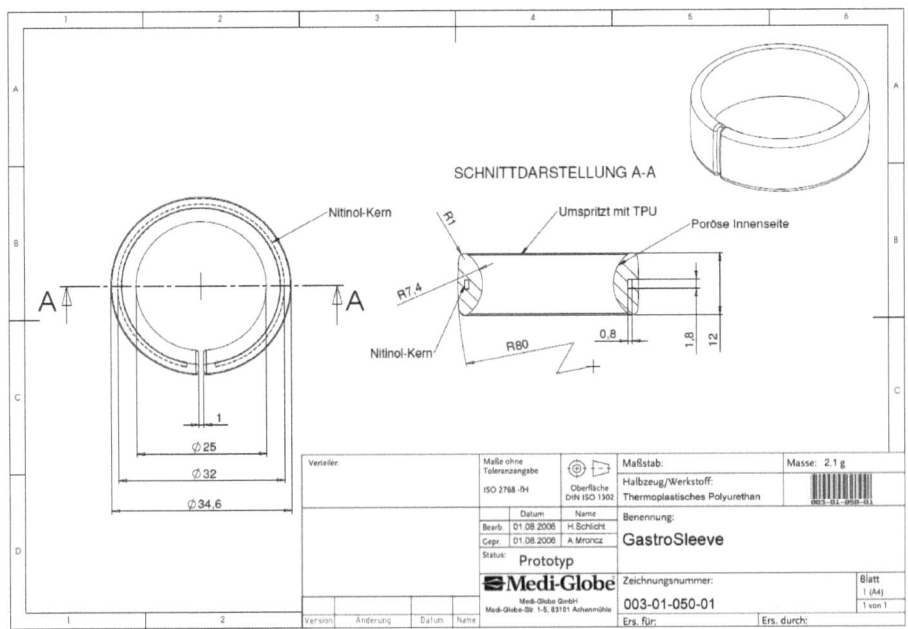

Abb. 4.6: *Technische Zeichnung GastroSleeve-Implantat*
In dieser Form wird das Implantat sterilisiert und verpackt zur Implantation bereitgestellt.

4.6 Konstruktion des Spritzgusswerkzeugs

Die Bezeichnungen der einzelnen Elemente des Spritzgusswerkzeugs orientieren sich an DIN 16750 (Abbildung 4.7). Zur Umsetzung der Anforderungen wurde ein Spritzgusswerkzeug entwickelt, das auf die speziellen Anforderungen bei der Verarbeitung von Polyurethan und des Schaumspritzgießens unter Einsatz der MuCell-Technologie ausgerichtet ist.

Die größten Änderungen im Vergleich zu Haugens Werkzeug [60] sind:

- Zusätzliche Auswerferplatte mit hydraulischer Steuerung zur Realisierung eines vollständig vom Polymer umschlossenen Nitinolkerns

- Schlankeres und höheres Design, um eine größere Porenoberfläche zu generieren

- Herstellung des Implantats als Chip, was zu einer homogeneren Porenverteilung führt

- Für die MuCell-Technologie optimierte Angusswege und -querschnitte

- Werkstoff Stahl für hohe Standfestigkeit und damit Eignung als Serienwerkzeug

4 Ergebnisse: GastroSleeve – Technische Entwicklung

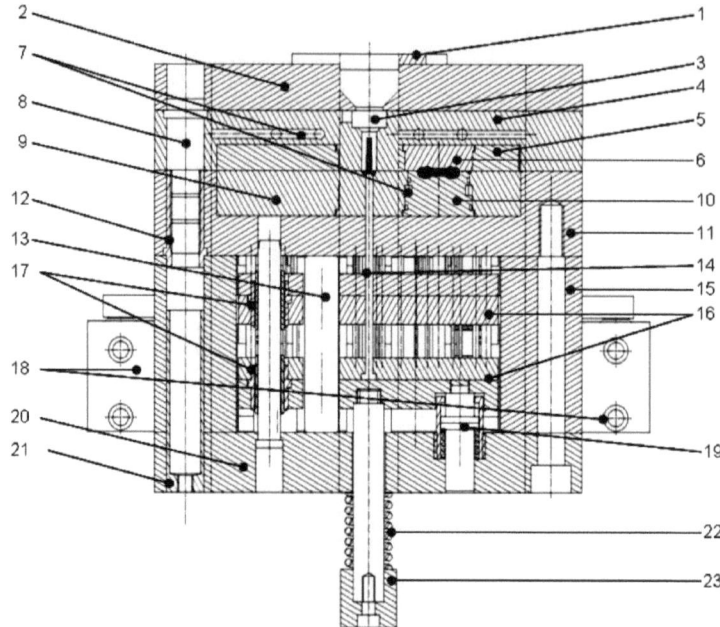

Bezeichnungen am Spritzgusswerkzeug: (1) Zentrierflansch, (2) düsenseitige Aufspannplatte, (3) Angussbuchse, (4) düsenseitige Rahmenplatte, (5) düsenseitige Einsatzplatte, (6) Formeinsatz, (7) Kühlbohrung, (8) Führungssäule, (9) schließseitige Einsatzplatte, (10) Formeinsatz, (11) schließseitige Rahmenplatte, (12) Führungsbuchse, (13) Stützsäule, (14) Auswerfer, (15) Stützleiste, (16) Auswerferplatten, (17) Auswerferführung, (18) Hydraulikzylinder, (19) Federbolzen, (20) schließseitige Aufspannplatte, (21) Zentrierhülsen, (22) Druckfeder, (23) Auswerferstößel

Abb. 4.7: *Spritzgusswerkzeug zur Herstellung des GastroSleeve-Implantats*
Das Werkzeug besitzt zwei Auswerferpakete (16). Das vordere Auswerferpaket dient zum Aufspannen der Nitinolringe und wird über die Hydraulikzylinder (18) gesteuert. Zwischen den Formeinsätzen (6 und 10) entsteht das GastroSleeve-Implantat.

4.6.1 Formnester

Am Anfang der Werkzeugentwicklung stehen die Formnester, die das Negativ des späteren Spritzlings darstellen. Das GastroSleeve wird als Chip gespritzt, wodurch ein höheres Schussgewicht und damit eine homogenere Porenverteilung erreicht wird. Zusätzlich bietet diese Vorgehensweise die Möglichkeit, im Zentrum der Chipfläche einen Drucksensor anzubringen und so einen zentralen Parameter für die Porenstruktur abgreifen zu können. Die Chipfläche wird später ausgestanzt, daher haben die durch die Auswerferstifte und den Sensor entstehenden Markierungen am Spritzling keine negativen Auswirkungen auf das spätere Implantat (Abbildung 4.8).

Die Anzahl der Formnester richtet sich einerseits nach dem von der Spritzgussmaschine vorgegebenen minimalen bzw. maximalen Schussgewicht, sowie nach der später in der Serienproduktion geplanten Anzahl

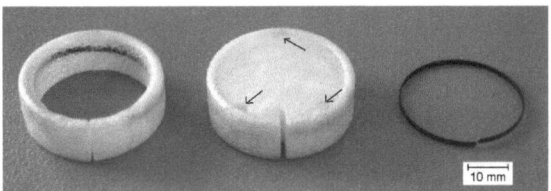

Abb. 4.8: *GastroSleeve Spritzling*
Links ist das ausgestanzte Implantat abgebildet, in der Mitte der Spritzling als Chip vor dem Stanzen, rechts der Nitinolkern, der umspritzt wird. Der Anguss wurde bereits entfernt. Da das Innere des Chips entfernt wird, haben die durch die Auswerferstifte (Pfeile im Bild) und den Sensor (im Bild nicht sichtbar) verursachten, scharfkantigen Markierungen keine negativen Auswirkungen.

an Implantaten. Für das GastroSleeve wurde ein Werkzeug mit 6 Formnestern entwickelt, von denen im Stadium der Prototypenentwicklung lediglich zwei Nester verwendet wurden. Diese beiden Nester sind jeweils mit einem Drucksensor ausgestattet.

Die konstruktiv umzusetzenden Anforderungen an die Formnester sind:

- eine sichere Entformung des Spritzlings ohne Beschädigung
- die Positionierung des zu umspritzenden Nitinol-Drahtes
- eine einfache Nachbearbeitung des gespritzten Chips
- eine homogene Formfüllung
- eine definierte Porenstruktur an der Innenseite des Rings

Die Chips wurden so konstruiert, dass nach dem Stanzen keine scharfen Kanten, sondern ein weicher Übergang von der geschlossenen Außenseite zum offenporigen Teil des GastroSleeve entsteht.

4.6.2 Angusssystem

Für den MuCell-Prozess sollen die Angusswege möglichst kurz sein, weshalb die Angussbuchse die kürzest mögliche Länge besitzt und in die düsenseitige Aufspannplatte eine ausreichend große Öffnung eingeplant wurde, um das Eintauchen des Aggregats zu ermöglichen. Generell wird für Polyurethan empfohlen, den Angusskanal im Querschnitt 1 mm größer als das Formteil an seiner dicksten Stelle vorzusehen. Beim Einsatz der MuCell-Technologie gilt dies jedoch nicht, da das in der Schmelze gelöste Gas dessen Viskosität heruntersetzt. Entsprechend kleiner wurden die Angusskanäle ausgelegt.

Es ist gewünscht, dass der Anguss gemeinsam mit dem Spritzling beim Öffnen des Werkzeugs in der schließseitigen Einsatzplatte hängen bleibt. nur dann können die Auswerfer den Spritzling herausdrücken. Daher wird der Spritzling nicht symmetrisch geteilt, sondern um 1 mm in die Schließseite verlagert. Als zweite

Maßnahme werden die Angusskanäle nicht rund ausgelegt, sondern parabelförmig und vollständig in die Schließseite eingearbeitet, während die Düsenseite in diesen Bereichen glatt bleibt.

Der Übergang vom Angusssystem in das Formnest wird Anschnitt genannt. Verschiedene Anforderungen bestimmen das Profil des Anschnitts:

- Minimierung der Markierung am Spritzling

- kleiner Querschnitt, um durch hohe Scherkräfte die Polymerschmelze nochmals zu verflüssigen und so eine homogene Formnestfüllung zu erreichen

- Gewährleistung guter Entformbarkeit

- Bearbeitung nur einer Formplatte

Aus diesen Vorgaben wurde ein halbrunder Querschnitt mit einem Radius von 0,5 mm abgeleitet, der in die Schließseite eingearbeitet wird.

4.6.3 Auswerferpaket

Der Nitinolkern soll freischwebend, also vollständig von Polymer umhüllt, im Implantat platziert werden. Um dies zu realisieren muss er während des Einspritzvorgangs von Auswerferstiften an seiner Position inmitten des Formnests gehalten werden. Bevor aber die Polymerschmelze vollständig erstarrt müssen die Auswerferstifte zurückgezogen werden, so dass die von ihnen verursachten Löcher durch das noch flüssige Material aufgefüllt werden.

Um dies zu realisieren sind zwei Auswerferpakete notwendig (Abbildung 4.10). Eines, das vom Maschinenauswerfer gesteuert wird, und das vor dem Einspritzvorgang aus der Kavität zurückgezogen wird. Das zweite Auswerferpaket spannt die Nitinolkerne inmitten der Formnester auf. Es wird über Hydraulikzylinder gesteuert, die zeitabhängig das Auswerferpaket während des Einspritzvorgangs aus der Kavität zurückziehen. Die Nitinolkerne werden dabei durch das erstarrende Polymer zurückgehalten und von den Auswerfern abgestreift (Abbildung 4.9).

Im Folgenden sollen anhand eines Spritzgusszyklus die verschiedenen Positionen der beiden Auswerferpakete erläutert werden:

Werkzeug offen – Ring einlegen
Beim geöffneten Werkzeug ist das vordere Auswerferpaket am vorderen Anschlag. Seine Auswerferstifte ragen in die Kavität und können den Nitinolkern aufspannen. Das hintere Auswerferpaket wird über zwei entgegengesetzte Federpakete so im Gleichgewicht gehalten, dass seine Auswerferstifte einen hinteren Anschlag für die Nitinolkerne bilden.

Werkzeug schließen
Beim Zusammenfahren des Werkzeugs wird das hintere Auswerferpaket über vier Rückdrückstifte zurück-

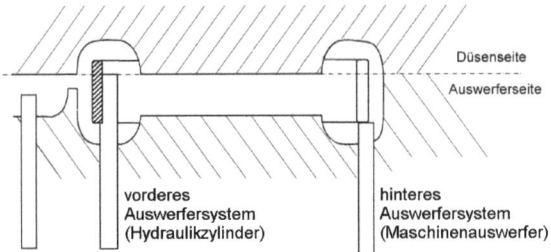

Abb. 4.9: *Schematische Darstellung der Position der Auswerferpakete im Formnest
Schraffiert dargestellt ist der Nitinolkern, der auf dem leicht abgesetzten Stift des vorderen Auswerferpakets aufgespannt ist. Das hintere Auswerferpaket bildet den Anschlag bei geöffnetem Werkzeug.*

geschoben. Dadurch bewegen sich alle mit ihm verbundenen Auswerferstifte – und damit auch der hintere Anschlag für den Nitinolkern – aus der Kavität. Das vordere Auswerferpaket mit den aufgespannten Nitinolringen bleibt in Position.

Einspritzvorgang

Die flüssige Polymerschmelze dringt über den Anschnitt in das Formnest ein und verteilt sich dort. Damit die Nitinolkerne während dieses unter hohem Druck ablaufenden Prozesses nicht an den Rand des Implantats geschoben werden, sind die Auswerfer mit kleinen Absätzen ausgestattet, die ein Verrutschen des Kerns verhindern. Während die Schmelze erstarrt, wird das vordere Auswerferpaket über die Hydraulik zurückgezogen. Bereits erstarrtes Material hält den Nitinolkern zurück und streift ihn vom Auswerfer ab. Die durch die Auswerfer verursachten Löcher werden durch noch flüssiges Material aufgefüllt.

Entformung des Spritzlings

Nach vollständigem Erstarren des Spritzlings wird das Werkzeug geöffnet und alle Auswerfer werden gemeinsam nach vorne gefahren. So wird der Spritzling aus der Form gedrückt.

4.6.4 Kühlung

Die Temperatur der Polymerschmelze beträgt zum Zeitpunkt des Einspritzens etwa 190°C. Die Kühlung der Formnester sorgt dafür, dass die Werkzeugtemperatur trotzdem konstant bleibt.

Die Kühlung der Formeinsätze und des Angusssystems auf der Düsenseite findet durch zwei Kreisläufe statt. Dabei werden jeweils drei Formnester von einem Kühlkreislauf angesteuert. Als Kühlflüssigkeit kommt Leitungswasser zum Einsatz. Das Wasser wird durch die Bohrungen in der Kühlplatte gepumpt. Auf der Düsenseite findet die Kühlung durch die an der Einsatzplatte anliegende Rahmenplatte statt. Das Wasser wird durch Querbohrungen in der Kühlplatte geleitet. Die Lenkung des Stroms findet durch Verschlussstopfen statt. Diese werden auf die erforderliche Tiefe in die Kühlbohrungen eingeschraubt (Abbildung 4.11).

Für die Kühlung der Formplatte auf der Auswerferseite des Spritzgusswerkzeugs werden ebenso wie auf der

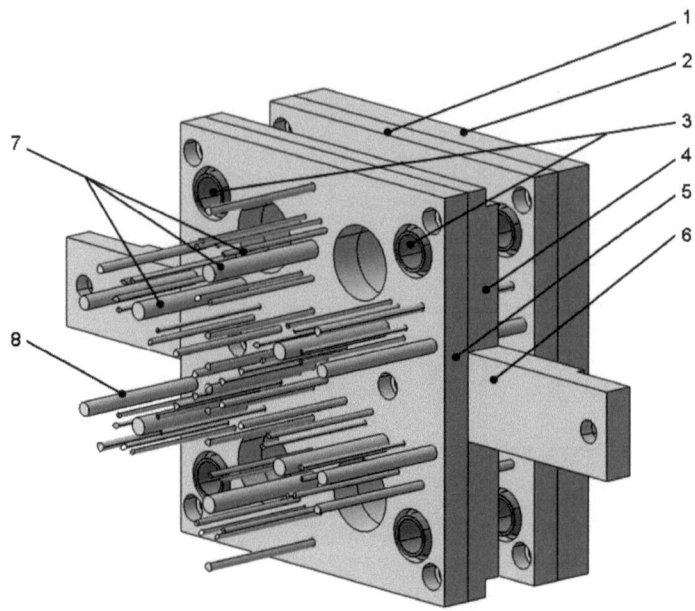

Bezeichnungen Auswerferpakete: (1) Hintere Auswerferaufnahmeplatte, (2) Hintere Auswerfergrundplatte, (3) Kugelführung, (4) Vordere Auswerfergrundplatte, (5) Vordere Auswerferaufnahmeplatte, (6) Anlenkung Kernzugzylinder, (7) Auswerferstifte, (8) Rückdrückstifte

Abb. 4.10: *Auswerferpakete*
Das Werkzeug besitzt zwei voneinander unabhängige Auswerferpakete. Das vordere Auswerferpaket spannt die NiTi-Ringe auf und wird über Kernzugzylinder gesteuert. Das hintere Auswerferpaket bildet den Anschlag und ist an den Maschinenauswerfer gekoppelt.

Düsenseite zwei Kühlkreisläufe zur Kühlung von je drei Werkzeugeinsätzen verwendet. Die Kühlflüssigkeit strömt hier allerdings direkt durch eingefräste Kanäle in den Werkzeugeinsätzen (Abbildung 4.13).

In Kombination mit der Auswahl eines besonders wärmeleitfähigen Stahls (40CrMnMoS86) wird so eine hohe Wärmeabtragsleistung aus der Kavität erreicht. Die Kupplungen für den Anschluss an das Kühlaggregat befinden sich an der Unterseite der Rahmenplatte. Über diese gelangt das Wasser durch Querbohrungen in die Rückseite der Einsatzplatte. Ab dort ist der Kühlkreislauf ähnlich aufgebaut wie in der düsenseitigen Rahmenplatte. Durch Längs- und Querbohrungen in der Einsatzplatte und geleitet durch Stege und Verschlussstopfen gelangt die Kühlflüssigkeit durch das System (Abbildung 4.12).

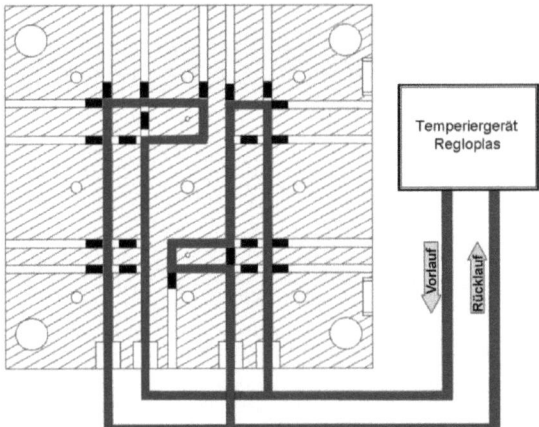

Abb. 4.11: *Kühlkreislauf der Düsenseite*
Die Abbildung zeigt die Rahmenplatte der Düsenseite des Spritzgusswerkzeugs im Schnitt. Die Kühlbohrungen befinden sich in der Rahmenplatte, die die Formplatte indirekt kühlt. Durch Verschlussstopfen (schwarz dargestellt) wird das Kühlwasser so geleitet, dass es die Formeinsätze in der düsenseitigen Formplatte optimal kühlt.

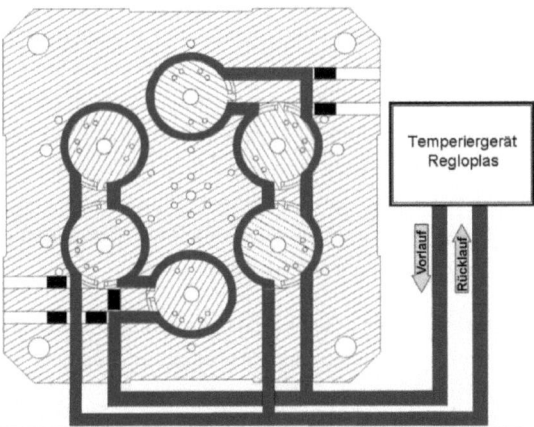

Abb. 4.12: *Kühlkreislauf der Auswerferseite*
Abgebildet ist die Formplatte der Auswerferseite des Spritzgusswerkzeugs im Schnitt. Durch Verschlussstopfen (schwarz dargestellt) und die Nuten und Leitstege der Einsätze wird das Kühlwasser so geleitet, dass es die Formeinsätze in der auswerferseitigen Formplatte optimal kühlt.

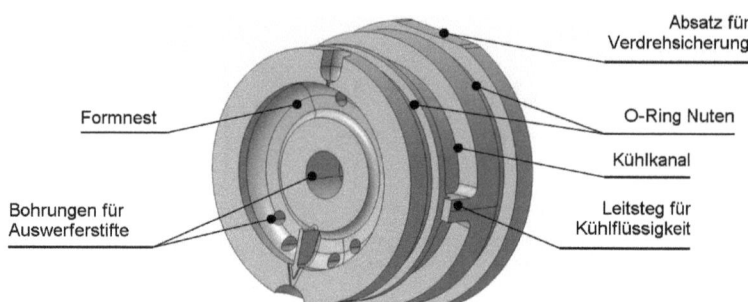

Abb. 4.13: *Formeinsatz*
Werkzeugeinsatz der Formplatte auf der Auswerferseite des Spritzgusswerkzeugs mit integriertem Kühlkanal und Bohrungen für Auswerferstifte. In der Formplatte der Auswerferseite sind sechs dieser Einsätze verbaut. Über die Verdrehsicherung ist die Richtige Position gewährleistet. Kühlkanal und Leitsteg sorgen für den richtigen Fluss des Kühlwassers. Über die O-Ringe sind die Einsätze gegen das Werkzeug abgedichtet.

Die optimalen Spritzguss-Parameter zur Generierung der geforderten Poren- und Interkonnektionsgrößen werden derzeit im Rahmen einer Dissertation evaluiert [197].

4.7 Freilegen der porösen Struktur

Beim Spritzguss – auch beim Schaumspritzguss – von TPU besitzt der Spritzling immer eine geschlossene Oberfläche. Die in die Kavität eintretende Polymerschmelze erstarrt zuerst an der Kontaktfläche zum Werkzeug, etwaige Poren an dieser Stelle werden durch Druck und Scherung zerstört. Um die poröse Struktur des Bauteils freizulegen, muss der erstarrte Spritzling nachbearbeitet werden. Die alternativen Möglichkeiten hierzu umfassen Laserschneiden, Wasserstrahlschneiden und Stanzen. Da der Laser lokal sehr hohe Temperaturen erzeugt kann es passieren, dass die oberste Porenschicht sofort wieder verschlossen wird, da das Material aufgeschmolzen wird. Beim Wasserstrahl besteht die Gefahr, dass das Polymermaterial an der Wasseraustrittsstelle ausfranst, da aufgrund der Zähigkeit des Materials ein hoher Wasserdruck nötig ist. Daher ist das Stanzen dem Laser- oder Wasserstrahlschneiden vorzuziehen.

Ein weiterer Vorteil des Stanzens ist, dass dieser Prozess in das Spritzgusswerkzeug integriert werden könnte, was mit einem Laser nur schwer, mit dem Wasserstrahl überhaupt nicht möglich wäre.

Vorteile des Stanzens sind neben der einfachen Integrierbarkeit in das Werkzeug auch die geringen Kosten und die Tatsache, dass das Implantat beim Stanzen zusammengedrückt wird. Dadurch wird die ausgestanzte Porenoberfläche konvex und bietet die gewünschte große Kontaktfläche zur Oberfläche der Speiseröhre (siehe Abbildung 4.5). Eine entsprechende Geometrie wäre mit anderen Trennverfahren nur sehr aufwändig erreichbar. Für die Prototypen wurde ein einfaches Rundmesser eingebettet in einen Plexiglasblock als Stanze verwendet (Abbildung 4.14).

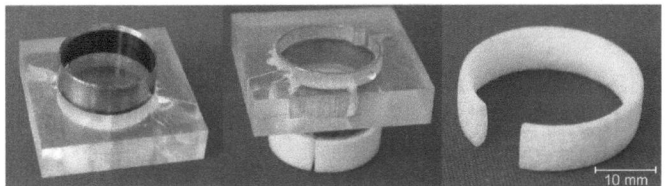

Abb. 4.14: *Stanzen des GastroSleeve*
Links ist das Stanzmesser abgebildet, in der Mitte ist das Stanzmesser auf den Spritzling aufgelegt, rechts das ausgestanzte Implantat. Nach der Herstellung im Spritzguss wird mit dem Stanzmesser der komplette Innenbereich des Spritzlings entfernt. So wird die poröse Struktur des Implantats freigelegt.

4.8 Entwicklung des Applikators

Um das GastroSleeve-Implantat minimalinvasiv einsetzen zu können, muss es durch einen der Trokare in den Bauchraum eingebracht werden. Dies wird wesentlich erleichtert, wenn für das Implantat ein Applikator zur Verfügung steht, der einen gewissen Grad an Abdichtung gegenüber dem Trokar sicherstellt, da sonst das CO_2 entweicht, das während der OP den Bauchraum aufgebläht hält. Was die Größe des Trokars betrifft, so stehen sich zwei Anforderungen entgegen. Einerseits soll der Innendurchmesser des Trokars möglichst groß sein, damit das Implantat eine große Höhe und damit eine große Kontaktfläche zur Speiseröhrenwand haben kann. Andererseits soll der Trokar aber möglichst klein sein, damit er ein möglichst kleines Loch und damit eine kleine Narbe am Patienten hinterlässt. Ein Kompromiss ist der 13 mm-Trokar.

4.8.1 Anforderungen

Der Applikator soll kostengünstig herstellbar sein. Daher sollen möglichst Komponenten vorhandener Medi-Globe-Produkte verwendet werden, beispielsweise der Standardgriff der Medi-Globe Single-Use-Instrumente. Teile, die nicht aus vorhandenen Produkten verwendet werden können sollten einfach aufgebaut sein. Es können Halbzeuge wie zum Beispiel Kunststoffrohre eingesetzt werden, um Kosten für Spritzgusswerkzeuge zu sparen.

Im Folgenden sind die Anforderungen an einen Applikator für das GastroSleeve aufgelistet [149]:

- Passend für einen 13 mm-Trokar
- Transport des Implantats zum Zielgebiet am Übergang zwischen Speiseröhre und Magen
- Sicherer Halt des Implantats mit Drehbarkeit und Rückzugsmöglichkeit
- Leichtes Freilassen des Implantats nach der Platzierung
- Biokompatibilität und Sterilisierbarkeit der Materialien
- Mechanische Festigkeit

- Funktion gewährleistet und reproduzierbar
- Anlehnung an das Medi-Globe Corporate Design

4.8.2 Umsetzung der Anforderungen

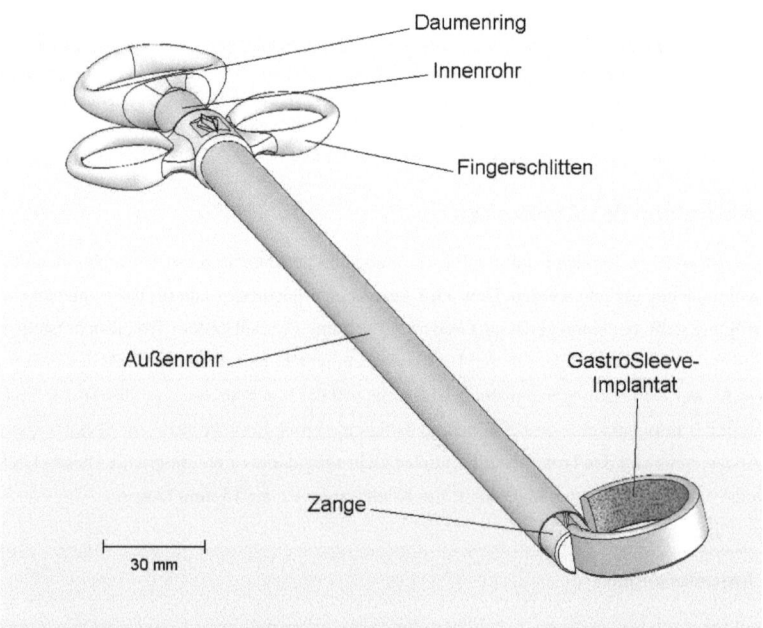

Abb. 4.15: *Applikator für das GastroSleeve-Implantat*
Der Daumenring ist über das Innenrohr mit der Zange verbunden, die ein Ende des Implantats hält. Der Fingerschlitten ist mit dem Außenrohr verbunden. Wird das Außenrohr mit dem Fingerschlitten ganz nach vorne geschoben, so befindet sich das Implantat im gestreckten Zustand innerhalb des Außenrohrs und kann durch einen 13 mm-Trokar eingeführt werden.

Der entwickelte Applikator für das GastroSleeve-Implantat besteht aus 5 Teilen, die zu zwei Einheiten zusammengefasst werden können. Zum Einen der Daumenring, der über das Innenrohr mit der Zange verbunden ist und zum Anderen der mit dem Außenrohr verbundene Fingerschlitten. Die äußere Einheit wird mit dem Fingerschlitten zuerst auf die Zangeneinheit aufgeschoben. In der Endposition ragt die Zange aus der äußeren Einheit heraus (Abbildung 4.15). In dieser Position wird ein Ende des GastroSleeve-Implantats in die Zange gesteckt.

Passend für einen 13 mm-Trokar
Wird die äußere Einheit des Applikators nach vorne geschoben, so zieht sich das Implantat in das Außenrohr hinein bis es sich schließlich gestreckt komplett im Außenrohr befindet. In dieser Position kann das

GastroSleeve über den Trokar in den Bauchraum eingeführt werden, da das Außenrohr einen Außendurchmesser von 13 mm hat.

Transport des Implantats zum Zielgebiet am Übergang zwischen Speiseröhre und Magen
Das Außenrohr besitzt eine Länge von 300 mm. Damit kann die Distanz vom Einstichpunkt des Trokars bis zum Zielgebiet am Übergang von der Speiseröhre zum Magen überwunden werden. Gleichzeitig besteht noch genügend Spielraum für unterschiedliche Anatomien und ausreichend Bewegungsfreiheit für den Operateur.

Sicherer Halt des Implantats mit Drehbarkeit und Rückzugsmöglichkeit
Wenn sich die Zange mit dem Implantat innerhalb des Außenrohrs befindet, so werden die beiden Arme der Zange fest auf den eingeklemmten Teil des Implantats gedrückt. Auf diese Weise kann das Implantat stets sowohl aus dem Rohr geschoben, als auch bei Bedarf wieder zurückgezogen werden. Da das Innenrohr ebenfalls rund ist, kann das Implantat auch auf Wunsch gedreht werden indem das Innenrohr mit dem Daumenring gegenüber dem Außenrohr verdreht wird. Im Normalfall würde der Operateur hierzu aber den kompletten Applikator im Trokar drehen.

Leichtes Freilassen des Implantats nach der Platzierung
Während zur Platzierung des Implantats ein sicherer Halt im Applikator gewünscht ist, soll das Implantat nach der korrekten Platzierung leicht vom Applikator gelöst werden können. Hierzu hat die Zange einen leichten Öffnungswinkel, so dass die beiden Arme das Implantat in dem Moment freigeben, in dem die Zange vollständig aus dem Außenrohr geschoben wird.

Biokompatibilität und Sterilisierbarkeit der Materialien
Es werden medizinisch zugelassene und in anderen Produkten der Firma Medi-Globe bewährte Materialien ausgewählt. Auf diese Weise werden Biokompatibilität und Sterilisierbarkeit der Materialien des Applikators gewährleistet.

Mechanische Festigkeit
Schwachpunkte der mechanischen Festigkeit des Instruments sind in erster Linie die Klebungen. Der Applikator besitzt drei Klebungen, nämlich zwischen Daumenring und Innenrohr, Innenrohr und Zange, sowie zwischen Fingerschlitten und Außenrohr. Bei Klebeverbindungen ist darauf zu achten, dass diese möglichst nur auf Schub beansprucht werden sollten. Statt einer Klebung auf stumpfen Stoss ist aus diesem Grund eine Überlappungsklebung vorzuziehen (Abbildung 4.16) [149]. Das Maximum der Bindefestigkeit der Klebestelle wird bei dieser Art der Verbindung bei einer Klebfilmdicke von 0,03 mm erreicht [111]. Daher werden Daumenring und Zange mit runden Absätzen ausgestattet, die es erlauben, dass beide Teile in das Innenrohr gesteckt und verklebt werden können. Weiter unten in diesem Kapitel folgen Auslegungsberechnungen für die Klebungen.

Funktion gewährleistet und reproduzierbar
Die Funktion des Applikators ist dann gewährleistet und reproduzierbar, wenn die Einzelteile von gleich bleibend hoher Qualität und der Produktionsprozess definiert und eingehalten wird. Daher werden Daumen-

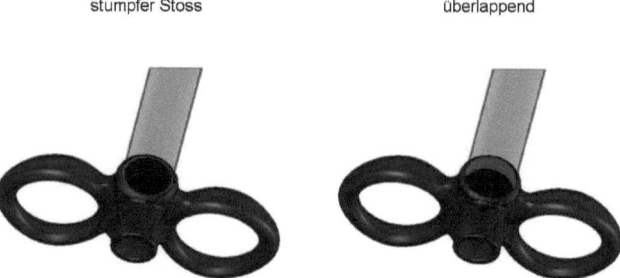

Abb. 4.16: *Applikatorklebung*
Bei Klebeverbindungen ist darauf zu achten, dass diese möglichst nur auf Schub beansprucht werden sollten. Statt einer Klebung auf stumpfen Stoss (in der Abbildung links) ist aus diesem Grund eine Überlappungsklebung (rechts) vorzuziehen. Die Klebeflächen sind jeweils rot dargestellt [149].

ring, Zange und Fingerschlitten im Spritzgussverfahren hergestellt. Wenn möglich sollte versucht werden, alle Teile in einem Werkzeug fertigen zu können. Für die Prototypen werden Medi-Globe Standard-Artikel durch spanende Bearbeitung modifiziert und verwendet.

Anlehnung an das Medi-Globe Corporate Design
GastroSleeve ist ein Produkt für die Gastroenterologie und passt damit hervorragend in das Medi-Globe Produktportfolio. Daher soll der Applikator auch als Medi-Globe Produkt wiedererkennbar sein. Daher werden auch in einem neuen Spritzgusswerkzeug Daumenring und Fingerschlitten an das Design des Medi-Globe Standard-Griffs angelehnt.

4.8.3 Verwendung von Medi-Globe Standardmaterialien

Es werden die bei den Medi-Globe Single-Use Griffen standardmäßig eingesetzten Materialien verwendet. Auch für die Rohre wird ein in anderen Serienprodukten verwendetes Material benutzt.

Daumenring und Zange
Für die Prototypen wurde der Medi-Globe Standard-Artikel „Griffschiene" spanend bearbeitet und so modifiziert, dass sowohl Daumenring als auch Zange daraus hergestellt werden konnten. Daher soll auch in Zukunft das Griff-Material verwendet werden. Hierbei handelt es sich um ein Polyacetal (POM), das medizinisch zugelassen ist.

Fingerschlitten
Der Fingerschlitten ist aus einem medizinisch zugelassenen Acryl-Copolymer (MBS) hergestellt. Es besitzt eine hohe Reinheit und ist gleichzeitig sehr hart (Rockwell-Härte R-70). Es wird im Spritzguss verarbeitet und ist dabei außerordentlich verarbeitungsfreundlich. Das MBS ist zu 89% Transparent und lässt sich sehr

gut einfärben. Dadurch lassen sich auch optisch sehr ansprechende Produkte herstellen. All diese Faktoren haben dazu geführt, dass dieses MBS ein Standardwerkstoff bei Medi-Globe ist. Es wird in erster Linie für Griffe in verschiedenen Varianten verwendet. Es gleitet sehr gut auf POM, was bei den Medi-Globe Single-Use Griffen eine wichtige Anforderung ist.

Außenrohr und Innenrohr

Der Werkstoff der Rohre muss in erster Linie eine möglichst hohe Festigkeit besitzen. Da zwischen Trokar mit 13 mm Innendurchmesser und Implantat mit ca. 12 mm Höhe nur sehr wenig Raum ist, muss die Wandstärke der Rohre auf ein Minimum reduziert werden. Das ausgewählte HDPE besitzt all diese Eigenschaften und ist auch sehr gut zu verarbeiten. Es ist medizinisch zugelassen.

4.8.4 Auslegung der Klebungen

Der Werkstoff der Rohre, Polyethylen, besitzt eine sehr niedrige Oberflächenenergie, wodurch der verwendete ethylbasierte Cyanacrylat-Klebstoff sich schlecht mit dieser Oberfläche verbindet. Daher empfiehlt der Hersteller die Verwendung eines Primers, der die Oberflächenenergie erhöht. In der vom Hersteller bereitgestellten Literatur findet sich keine Angabe der Zugscherfestigkeit einer Klebstelle mit dem zwischen HDPE (Rohr) und POM bzw. MBS (Spritzgussteile) unter Verwendung des Primers. Am nächsten kommt dem die Angabe aus dem technischen Datenblatt des Primers für eine Klebung mit einem ethylbasierten Cyanacrylat-Klebstoff unter Verwendung des Primers zwischen HDPE und sandgestrahltem Stahl. Hier wird ein Bereich der Zugscherfestigkeit von 4-10 N/mm^2 angegeben. Daher wird im Folgenden mit dem Minimalwert aus diesem Bereich von 4 N/mm^2 gerechnet.

Daumenring und Zange sind durch das dünnere Rohr mit einem Außendurchmesser von 11,2 mm und einem Innendurchmesser von 9,7 mm verbunden. Beide Spritzgussteile besitzen einen Absatz von 5 mm Länge mit einem Durchmesser von 9,64 mm, so dass eine Überlappungsklebung mit einer Klebfilmdicke von 0,03 mm realisiert werden kann (siehe Tabelle 4.1).

Gegebener Parameter	Formelzeichen	Wert
Durchmesser an der Klebestelle	D	9,64 mm
Überlappungslänge	$l_{ü}$	5 mm
Zugscherfestigkeit Kleber	τ_B	4 N/mm^2
Sicherheitsfaktor	S	2

Tabelle 4.1: *Gegebene Größen für die Festigkeitsberechnung der Klebungen von Daumenring und Zange mit dem Innenrohr*
Das Ergebnis gilt für beide Klebungen, da beide gleiche Überlappungslänge und gleichen Durchmesser haben.

Übertragbare Kraft F an der Klebestelle:

$$F_{innenrohr} = \frac{D * \pi * l_{ü} * \tau_B}{S} = 302,8 \text{ N} \qquad (4.1)$$

Übertragbares Moment M an der Klebestelle:

$$M_{innenrohr} = F_{innenrohr} * \frac{D}{2} = 2,92 \text{ Nm} \quad (4.2)$$

Auf das Innenrohr wird das Außenrohr geschoben, das sich mit Hilfe des Fingerschlittens verschieben lässt. Dieser hat dazu mit 13,06 mm einen um 0,06 mm größeren Innendurchmesser als der Außendurchmesser des Außenrohrs von 13 mm. Damit hat der Klebefilm wieder die optimale Dicke. Die Länge der Klebung entspricht 3,5 mm. Die Zugscherfestigkeit entspricht dem Wert aus Tabelle 4.1, da derselbe Kleber verwendet wird (siehe Tabelle 4.2).

Gegebener Parameter	Formelzeichen	Wert
Durchmesser an der Klebestelle	D	13 mm
Überlappungslänge	$l_ü$	3,5 mm
Zugscherfestigkeit Kleber	τ_B	4 N/mm²
Sicherheitsfaktor	S	2

Tabelle 4.2: *Gegebene Größen für die Festigkeitsberechnung der Klebung von Fingerschlitten und Außenrohr*

Übertragbare Kraft F an der Klebestelle:

$$F_{außenrohr} = \frac{D * \pi * l_ü * \tau_B}{S} = 285,9 \text{ N} \quad (4.3)$$

Übertragbares Moment M an der Klebestelle:

$$M_{außenrohr} = F_{außenrohr} * \frac{D}{2} = 3,72 \text{ Nm} \quad (4.4)$$

Die Klebung des Außenrohrs hat in der theoretischen Berechnung eine etwas geringere Festigkeit als die Klebungen des Innenrohrs. Dies liegt in erster Linie an der kürzeren Überlappungslänge. Es wäre bei Außenrohr problemlos möglich, die Überlappungslänge auf bis zu 20 mm zu erhöhen, indem der Fingerschlitten komplett auf das Rohr aufgeschoben wird, bis er bündig mit dem Rohr abschließt.

4.8.5 Zugversuch zur Überprüfung der theoretisch ermittelten Werte

In einem Zugversuch soll exemplarisch überprüft werden, ob die theoretisch ermittelten Werte praktisch tatsächlich erreicht werden. Hierzu wird die schwächste der Klebungen (Außenrohr mit Fingerschlitten) zerstörend getestet (siehe Tabelle 4.3).

Der Zugversuch zeigt, dass die Klebung zwischen Außenrohr und Fingerschlitten auch bei einer Überlappungslänge von nur 3,5 mm bei 409,3 N liegt. Dieser Wert liegt auch deutlich über den theoretisch ermittelten 302,8 N, womit der gewählte Sicherheitsfaktor 2 als ausreichend hoch angesehen werden kann. Die europäi-

Probe Nr.	F_{max}	ϵ_{max}
1	430,2 N	4,4%
2	397,1 N	2,3%
3	404,0 N	4,2%
4	405,9 N	2,1%
Ø	409,3 N	3,3%
s	14,48 N	1,2%

Tabelle 4.3: *Im Zugversuch ermittelte Werte für die schwächste Klebung*
Die Klebung vom Außenrohr mit dem Fingerschlitten versagt tatsächlich bei einer Zugkraft von 409,3 N. Der praktische Wert liegt damit deutlich über dem theoretisch ermittelten von 302,8 N. Der Sicherheitsfaktor von 2 kann somit als ausreichend hoch angesehen werden.

sche Norm EN 1616 fordert für Verbindungen an Kathetern eine Festigkeit von 10 N [31]. Überträgt man diese Anforderungen auf den Applikator, so übertrifft er diesen Wert um das 40-fache.

Es wurde exemplarisch eine Klebung eines Prototyps des Applikators überprüft. Dies ist zum derzeitigen Zeitpunkt ausreichend, da die weiteren Klebungen in den theoretischen Berechnungen größeren Kräften standhalten. Des Weiteren stehen zurzeit nur Prototypen zur Verfügung. Spritzgusswerkzeuge für das Endprodukt werden derzeit hergestellt. An den Endprodukten werden alle Klebungen überprüft werden.

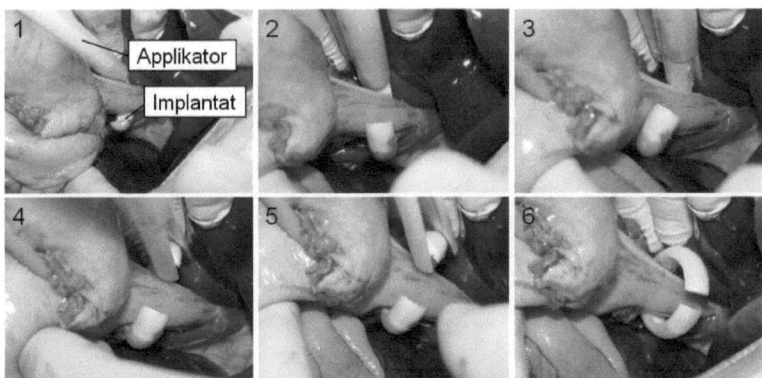

Abb. 4.17: *Applikation des Implantats*
Die Bilder 1-6 zeigen den Ablauf des Einsetzens des Rings mit Hilfe des Applikators. Zunächst wird nur der distale Teil des Implantats aus dem Applikator geschoben (1), so dass mit dem entstehenden Haken (2) die Speiseröhre umfahren werden kann. Durch Drehen der Griffschiene kann das Implantat positioniert werden (3). Nach dem vollständigen Herausschieben (4) öffnet sich die Zange (5) und das Implantat löst sich vom Applikator (6).

4.8.6 Praktische Überprüfung der Funktionalität des Applikators

Wie bereits gezeigt wurde, besitzt der Applikator eine ausreichende Festigkeit zur sicheren Positionierung des Implantats. Um auch die Funktionalität des Konzepts der Klemm-Zange zu verifizieren, wurde die Applikation im Rahmen einer offenen Tier-OP versuchsweise durchgeführt (Abbildung 4.17).

Es konnte gezeigt werden, dass es mit Hilfe des Applikators möglich ist, das Implantat um die Speiseröhre zu führen und an der vorgesehenen Stelle zu platzieren. Dies ist die Voraussetzung für das minimalinvasive Einsetzen des GastroSleeve im Rahmen einer Laparoskopie.

5 Ergebnisse: GastroSleeve – Biokompatibilität

5.1 Ergebnisse der physikalischen Tests

Mit Hilfe physikalischer Tests sollte gezeigt werden, inwieweit sich Eigenschaften des Implantats wie z.B. Benetzbarkeit oder Oberflächenstruktur durch das Einwirken des Plasmas verändern. Dem liegt die These zugrunde, dass Zellwachstum auf einer künstlichen Oberfläche nur erreicht werden kann, wenn diese Oberfläche hierfür optimal vorbereitet wird [195].

5.1.1 Kontaktwinkelmessung

Bei der Kontaktwinkelmessung wurden Werte zwischen 80° und 46° (statisch) bzw. 92° und 52° (dynamisch) gemessen. Dabei waren die unbehandelten Proben am stärksten wasserabweisend. Bereits nach einer halben Minute Plasmabehandlung ist die Hydrophilität stark verbessert und liegt für den statischen Wasserkontaktwinkel (SWCA) bei 59°. Weitere Plasmabehandlung verändert den SWCA nur noch geringfügig, wobei das Minimum und damit die beste Benetzbarkeit nach 5 Minuten Behandlungszeit bei 46° erreicht ist. Der dynamische Wasserkontaktwinkel (DWCA) folgt dem gleichen Trend wie der SWCA, allerdings konnte nach 5 Minuten Behandlungszeit wieder ein leichter Anstieg des Kontaktwinkels beobachtet werden. Das Minimum wurde nach 5 Minuten Behandlungszeit bei 52° ermittelt (Abbildung 5.1).

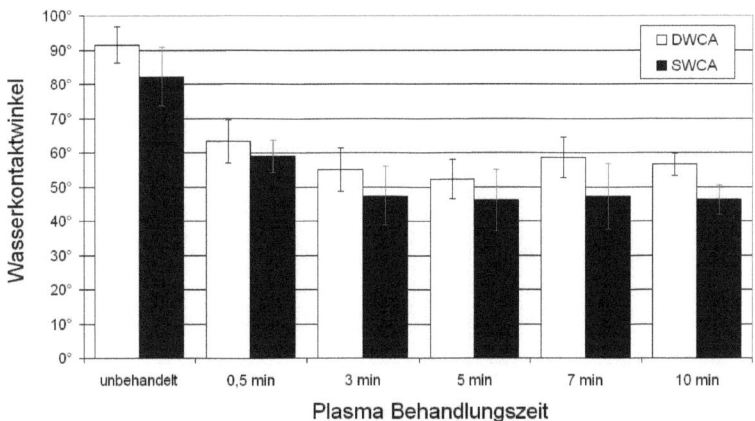

Abb. 5.1: *Kontaktwinkel plasmabehandelter Proben*
Wasserkontaktwinkel für Plasmabehandlungszeiten zwischen 0 (unbehandelt) und 10 Minuten. Der kleinste Kontaktwinkel wurde für 5 min mit 46° (statisch) bzw. 52° (dynamisch) ermittelt.

Der Effekt der Erhöhung der hydrophilen Eigenschaften von Polyurethan durch Sauerstoffplasma wurde auch in anderen Studien bestätigt [71].

5 Ergebnisse: GastroSleeve – Biokompatibilität

Mit der Formel von Kwok und Neumann lässt sich aus dem dynamischen Kontaktwinkel die Oberflächenenergie der Probe bestimmen [85]. Die niedrigste Oberflächenenergie wurde für unbehandelte Proben mit einem Wert von 22,9 mN/m ermittelt. Dieser Wert ist vergleichbar mit dem Wert für unbehandeltes Polyurethan von Khang et al. [79]. Durch die Plasmabehandlung steigt die Oberflächenenergie und erreicht ihr Maximum nach 5 Minuten Behandlung mit 50,2 mN/m (Tabelle 5.1).

Behandlungszeit (min)	Dyn. Kontaktwinkel (°)	Oberflächenenergie (mN/m)
0	92±5	22,9
0,5	61±6	44,1
3	55±6	48,2
5	52±6	50,2
7	59±6	45,5
10	57±3	46,9

Tabelle 5.1: *Dynamische Wasserkontaktwinkel der verschiedenen Behandlungszeiten und die entsprechenden Oberflächenenergien bestimmt mit der Formel von Kwok und Neumann [85]*
Das Maximum der Oberflächenenergie errechnet sich beim Minimum des Wasserkontaktwinkels zu 50,2 mN/m nach 5 Minuten Plasmabehandlung.

5.1.2 Oberflächentopographie

Der untersuchte Oberflächenbereich jeder Probe wurde mit dem Laser des Sensofar Plµ2300 abgetastet und in ein digitales 3D-Modell umgewandelt. Mit Hilfe der Software wurden daraus die in Tabelle A.1 abgedruckten Werte ermittelt.

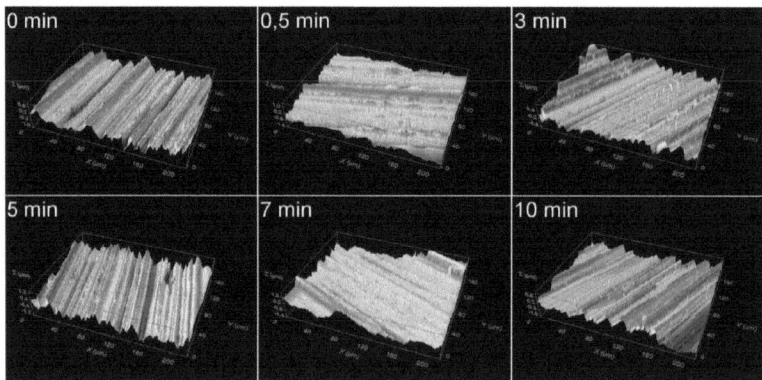

Abb. 5.2: *Topographie plasmabehandelter Proben*
3D-Bilder eines 220 x 165 µm großen, zufällig ausgewählten Oberflächenbereichs von zwischen 0 (unbehandelt) und 10 Minuten plasmabehandelten Proben. Deutlich erkennbar sind die parallelen Riefen, bei denen es sich um Abformungen der polierten Werkzeugplatte handelt, in der die Proben hergestellt wurden. Untersuchungsrelevant sind die besonders auf dem 3 min-Bild gut erkennbaren Einwirkungen auf den Kamm.

5 Ergebnisse: GastroSleeve – Biokompatibilität

Bei der Untersuchung der Proben wurde ein zufällig ausgewählter, 220 x 165 µm großer Bereich der Probenoberfläche abgetastet. In der Grafik wird dieser Bereich vergrößert und farbig aufbereitet dargestellt (Abbildung 5.2). Deutlich erkennbar auf allen sechs Bildern sind die parallelen Riefen, die bei der Herstellung der Proben in der Spritzgussmaschine durch Abformung der in Kapitel 4.2 beschriebenen Werkzeugplatte entstehen. Beim Polieren der Werkzeugplatte wurde zwar ein sehr feines Poliermittel verwendet, doch in diesen kleinen Dimensionen führt das trotzdem zu sehr feinen Riefen. Beim Einspritzen des TPU-Materials in die Kavität wird die Struktur der Werkzeugplatte und damit die Riefen abgeformt. Für die Untersuchung relevant sind jedoch die viel feineren Einflüsse, die beispielsweise an den Kämmen der 3 min-Aufnahme gut erkennbar sind.

Die mittlere Rauheit S_a liegt für die unbehandelte Kontrolle bei 0,302 µm. Durch eine 0,5-minütige Plasmabehandlung erhöht sie sich signifikant auf 0,343 µm, fällt bei Behandlung von 3 Minuten auf 0,288 µm ab und steigt dann wieder auf 0,324 µm nach 5 Minuten, 0,405 µm nach 7 Minuten und 0,393 µm nach 10 Minuten Plasmabehandlung an. Der Kurvenverlauf der quadratischen Rauheit S_q ist ähnlich. Er liegt für die unbehandelte Kontrolle bei 0,392 µm. Durch eine 0,5-minütige Plasmabehandlung erhöht sie sich signifikant auf 0,444 µm, fällt bei Behandlung von 3 Minuten auf 0,369 µm ab und steigt dann wieder auf 0,423 µm nach 5 Minuten, 0,505 µm nach 7 Minuten und 0,489 µm nach 10 Minuten Plasmabehandlung an.

Die statistische Schiefe der Höhenverteilung S_{sk} beträgt bei der unbehandelten Kontrolle 0,123, steigt nach 0,5 Minuten Behandlung auf 0,302 an fällt für 3 Minuten auf 0,039 ab, bevor sie für 5 Minuten auf 0,134 und 7 Minuten weiter auf 0,386 ansteigt. Nach 10 Minuten Plasmabehandlung liegt die Schiefe bei 0,341, fällt also gegenüber dem Wert nach 7 Minuten wieder leicht ab. Alle Werte unterliegen einer starken Streuung, weshalb die Standardabweichung hoch liegt und die Werte damit nicht signifikant von der Kontrolle abweichen. Allerdings sind alle Werte im positiven Bereich, daher ist die Höhenverteilung des GastroSleeve rechtsschief. Die Oberfläche besitzt also in allen Behandlungsstadien wenige hohe Spitzen und viele flache Spitzen.

Die statistische Wölbung der Höhenverteilung S_{ku} beträgt bei der unbehandelten Kontrolle 3,867, fällt nach 0,5 Minuten Behandlung leicht auf 3,839 und für 3 Minuten weiter auf 3,539 ab, bevor sie für 5 Minuten auf 3,800 ansteigt. Für 7 Minuten fällt sie wieder auf 3,017, nach 10 Minuten Plasmabehandlung liegt die Wölbung bei 3,260, steigt also gegenüber dem Wert nach 7 Minuten wieder leicht an. Auch diese Werte unterliegen einer starken Streuung, weshalb sie nicht signifikant von der Kontrolle abweichen. Hier liegen alle Werte über 3, was bedeutet, dass die Oberfläche eher spitzgipfelig ist.

Der Höhenunterschied des Oberflächenbereichs S_{dc} liegt für die Kontrolle bei 0,614 µm und ändert sich durch eine Plasmabehandlung von bis zu 5 Minuten kaum (0,5 min - 0,690 µm, 3 min - 0,591 µm, 5 min - 0,645 µm). Erst bei einer Plasmabehandlung zwischen 7 und 10 Minuten steigt dieser Wert signifikant auf 0,874 µm (7 min) und 0,854 µm (10 min) an.

Die gemessenen Werte für die Richtung der Oberflächenstruktur S_{td} haben keine Aussagekraft. Offensichtlich wurde hier nur der Winkel der durch die Abformung von der Werkzeugplatte entstandenen Riefen gemessen, der nichts über die Wirkung des Plasmas aussagt (siehe Abbildung 5.2).

Die Kernrautiefe S_k der Kontrolle beträgt 0,895 µm. Sie steigt nach einer Plasmabehandlung von 0,5 Minuten auf 1,050 µm an, sinkt aber nach 3 Minuten Behandlung wieder auf 0,887 µm ab. Bei weiterer Plasmabehandlung steigt die Kernrautiefe auf 0,947 µm nach 5 Minuten und 1,281 µm nach 7 Minuten an. Längere Behandlung bis zu 10 Minuten ändert diesen Parameter kaum noch. Er bleibt auf hohem Niveau bei 1,246 µm. Der Verlauf der Spitzenhöhe S_{pk} ist etwa parallel dem der Kernrautiefe. Vom Kontrollwert 0,451 µm steigt er nach 0,5 Minuten signifikant auf 0,600 µm an, sinkt bei 3 Minuten unter den Ausgangswert auf 0,400 µm ab, steigt dann kontinuierlich auf 0,533 µm (5 min) und 0,586 µm (7 min) an und verharrt dann auf diesem Niveau (0,540 µm nach 10 min).

Der Materialanteil des Spitzen- und Kernbereichs S_{r2} ändert sich bis zu einer Plasmabehandlungszeit von 5 Minuten kaum gegenüber dem Wert der Kontrolle von 88,16%. Dann allerdings steigt er sprunghaft auf 93,19% nach 7 Minuten und 94,04% nach 10 Minuten Behandlungszeit an. Der Anteil der Täler auf der Oberfläche verringert sich also bei längeren Behandlungszeiten deutlich. Die Plasmabehandlung hat offenbar keinen Einfluss auf den Index für die Wasseraufnahme im Kernbereich S_{ci}, da alle Messwerte im Bereich der Kontrolle bei etwa 1,5 liegen.

5.1.3 Analyse der Oberflächenchemie

Im ATR FT-IR Diagramm sind zwischen den Kurven der unterschiedlich plasmabehandelten Proben kaum Unterschiede auszumachen. Das bedeutet, dass die Oberflächenchemie der Proben recht ähnlich ist (Abbildung 5.3).

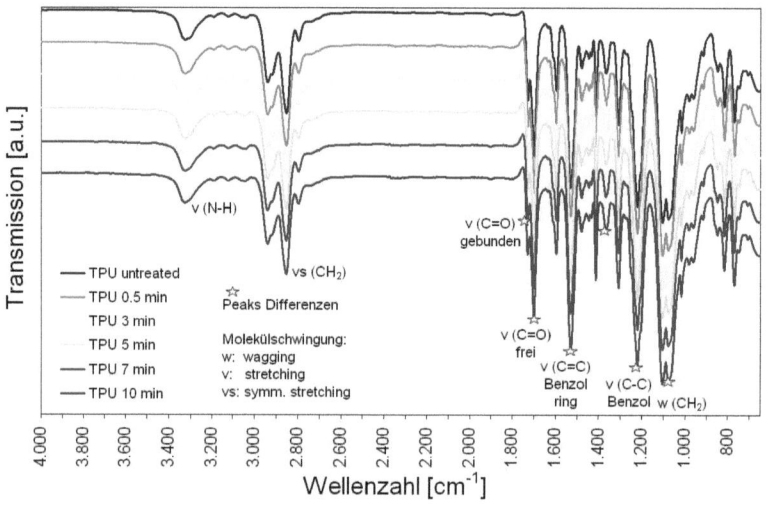

Abb. 5.3: *ATR FT-IR Diagramm der unterschiedlich plasmabehandelten Proben*
Zwischen den Kurven sind kaum Unterschiede auszumachen, was auf eine sehr ähnliche Oberflächenchemie schließen lässt. Mit Sternen markiert sind die Peaks des Diagramms der Differenzen (Abbildung 5.4).

Die Bandengruppe zwischen 3000 cm^{-1} und 2850 cm^{-1} weist auf ein gesättigtes Kohlenwasserstoffgerüst hin. Aromatische Ringe verursachen die Peaks zwischen 1600 cm^{-1} und 1460 cm^{-1}. Die starken Banden zwischen 1950 cm^{-1} und 1660 cm^{-1} werden durch Carbonylgruppen (C=O) verursacht. Methylgruppen stehen für die Banden zwischen 1440 cm^{-1} und 1350 cm^{-1}. Zwischen 1270 cm^{-1} und 1000 cm^{-1} zeigen die starken Peaks C-O-haltige Gruppen an [57].

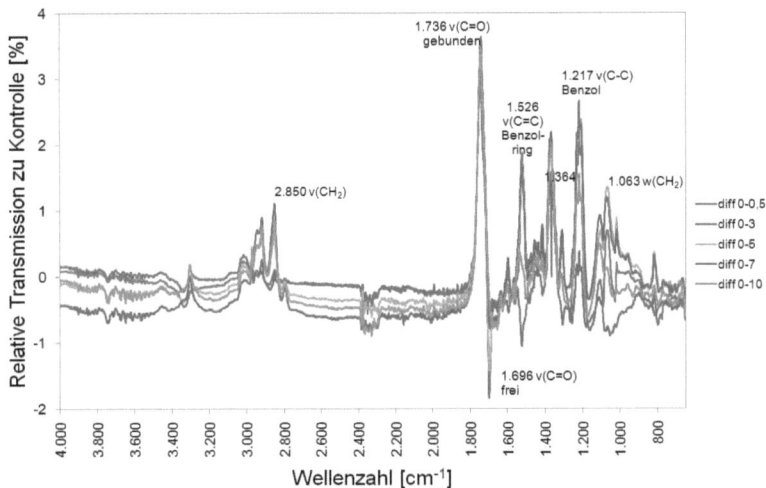

Abb. 5.4: *Differenzen zwischen den plasmabehandelten Proben und der unbehandelten Kontrolle*
Eingetragen sind die Wellenzahlen der Peaks mit den bereits von Haugen [61] identifizierten chemischen Verbindungen. Die stärksten Peaks lassen sich für die CO-Gruppen erkennen, wobei die Zahl der in der Oberfläche gebundenen CO-Gruppen deutlich steigt, während die freien CO-Gruppen abnehmen.

Um die Unterschiede zwischen den Kurven sichtbar zu machen, wurde für jede Behandlungsdauer die Differenz zur unbehandelten Kontrolle gebildet. Nun sind Peaks an den Orten der größten Abweichung von der unbehandelten Kontrolle erkennbar. Die zugehörigen Wellenzahlen ermöglichen den Rückschluss auf die entsprechenden chemischen Verbindungen (Abbildung 5.4). Die Zuordnung der Wellenzahlen zu den chemischen Verbindungen wurde bereits von Haugen durchgeführt [60].

In den ersten 30 Sekunden der Plasmabehandlung werden die freien Carbonylgruppen (C=O), die auf der Probenoberfläche vorhanden sind, gebunden. Dies ist in Abbildung 5.5 daran erkennbar, dass der Wert der gebundenen CO-Gruppen zwischen unbehandelten Proben und 0,5 Minuten Plasmabehandlung um knapp 3% steigt, während der Wert der freien CO-Gruppen um knapp 2% sinkt. Das fehlende Prozent deutet auf eine Aufnahme von Sauerstoff aus dem Plasma hin. Längere Plasmabehandlung verändert Art und Anzahl an Carbonylgruppen kaum noch, worauf Werte unter 1% schließen lassen.

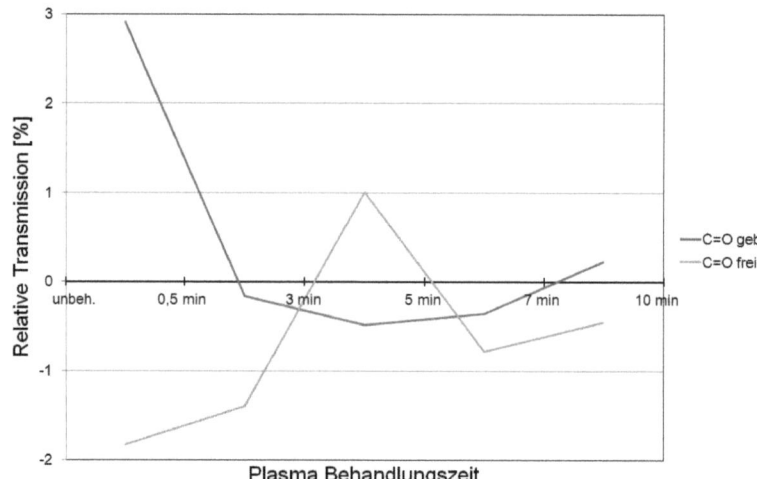

Abb. 5.5: *Veränderungen der Carbonylgruppen der Implantat-Oberfläche durch die Plasmabehandlung*
  In den ersten 30 Sekunden der Plasmabehandlung werden die freien CO-Gruppen der Oberfläche gebunden. Dies ist daran erkennbar, dass der Wert der gebundenen CO-Gruppen zwischen unbehandelten Proben und 0,5 Minuten Plasmabehandlung um knapp 3% steigt, während der Wert der freien CO-Gruppen um knapp 2% sinkt. Das fehlende Prozent deutet auf eine Aufnahme von Sauerstoff aus dem Plasma hin. Längere Plasmabehandlung verändert Art und Anzahl an Carbonylgruppen kaum noch (Werte unter 1%).

5.2 Ergebnisse der zellbiologischen Untersuchungen

Die zellbiologischen Untersuchungen dienen zur Überprüfung der Reaktion von Zellen auf das Implantat. Hierzu wird davon ausgegangen, dass eine Reaktion von z.B. Mausfibroblasten auf Löslichkeitsprodukte aus der Probenoberfläche Rückschlüsse aus die Reaktion der Zellen der Speiseröhrenwand auf das Implantat erlaubt. Aus in-vitro Tests können also keine genauen Prognosen abgegeben werden. Es können aber Tendenzen festgestellt und so die am besten für Säugetierzellen geeignete Oberflächenbehandlung ermittelt werden.

5.2.1 Zellzählung

Nach der Besiedelung von Probenoberflächen wurde untersucht, wie sich die absolute Zahl der Zellen auf verschieden lange plasmabehandelten Oberflächen veränderte. Dazu wurden auf alle Oberflächen 100 000 Zellen gegeben. Nach 96 Stunden wurden die Zellen von der Probe abgelöst und gezählt. Auf der unbehandelten Probe konnten nach 96 Stunden 150 785 ±37 259 lebende Zellen nachgewiesen werden. Nach einer Plasmabehandlung von 3 Minuten wurden nach gleicher Inkubationszeit 329 200 ±80 978 gezählt. Während eine längere Plasmabehandlung von bis zu 7 Minuten zu ähnlichen Zellzahlen wie bei 3 Minuten führte, wurden auf 10 Minuten behandelten Proben etwas weniger Zellen gezählt, nämlich 295 855 ±112 712 (Abbildung 5.6).

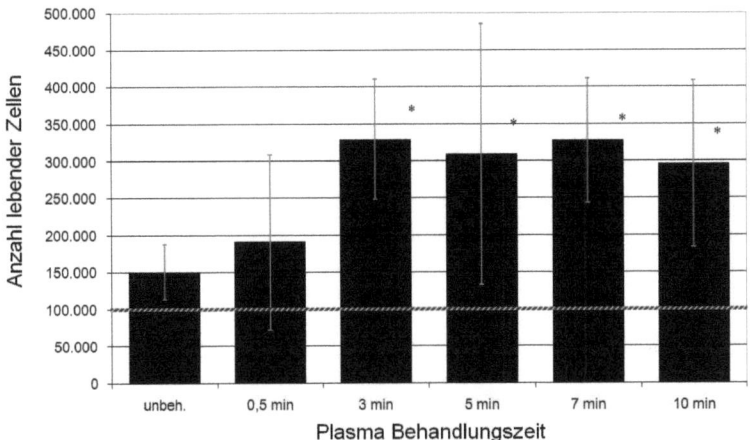

Abb. 5.6: *Anzahl lebender Zellen nach 96 Stunden Inkubation auf unbehandelten im Vergleich zu plasmabehandelten Proben*
Es wurden 100 000 Zellen eingesät (gestrichelte Linie). Plasmabehandlung zwischen 3 und 7 Minuten führte zur stärksten Vermehrung der Zellen auf der Probenoberfläche auf mehr als 300 000 Zellen. (* $p < 0,05$ im Vergleich zur Kontrolle, n=6)

5.2.2 Zellaktivität

Der WST-Test der verschieden lange plasmabehandelten Proben ergab, dass sich für die Zytotoxizität der Proben kein klarer Zusammenhang zur Plasmabehandlungszeit erkennen lässt (Abbildung 5.7). Tendenziell sinkt die Absorption bis zu einer Behandlungszeit von 7 Minuten ab, bevor sie bei 10 Minuten wieder ansteigt. Dies bedeutet, dass die stärkste Zytotoxizität bei 7 Minuten Plasmabehandlung vorliegt. Alle anderen Werte weichen nicht signifikant von der unbehandelten Kontrolle ab.

Aufgrund dieser Ergebnisse des WST-Tests kann noch keine Aussage darüber getroffen werden, welche Plasmabehandlungszeit das beste Umfeld für Zellaktivität schafft, da die Unterschiede zwischen den Messwerten äußerst gering sind. Daher wurde zusätzlich ein LDH-Test durchgeführt, bei dem entsprechend des Standardprotokolls des Labors anstatt L929 Mausfibroblasten menschliche Epithelzellen Caco-2 verwendet wurden und 5 Messzeitpunkte anstatt nur einem gewählt wurden.

5 Ergebnisse: GastroSleeve – Biokompatibilität

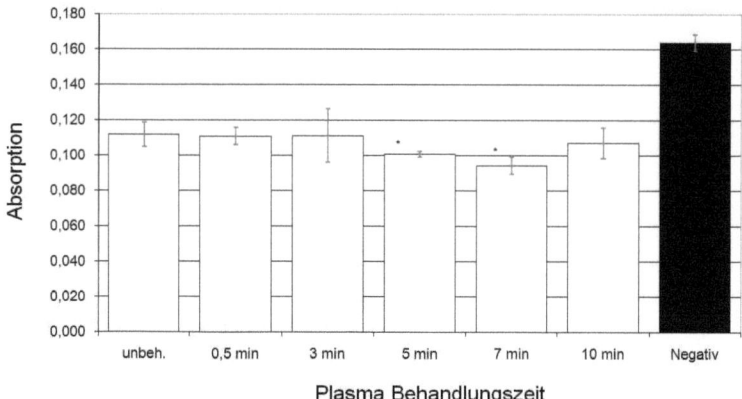

Abb. 5.7: *WST-Test zur Bestimmung vitaler Zellen*
Absorption des Extrakts von verschieden lange plasmabehandelten Proben nach Farbreaktion im WST-Test bei einer Wellenlänge von 450 nm referenziert zu 620 nm. Die Absorption nimmt bis 7 Minuten Behandlungszeit ab und steigt bei 10 Minuten wieder an. Alle Messwerte einschließlich der unbehandelten Kontrolle liegen im Vergleich zur Negativkontrolle (reines Medium) im zytotoxischen Bereich. (* p < 0,05 im Vergleich zur Kontrolle, n=3)

5.2.3 Zytotoxische Wirkung

Mit dem LDH-Assay konnten für die ersten 5 Tage nach der Plasmabehandlung nachgewiesen werden, dass jede Behandlung zwischen 0,5 und 10 Minuten eine Verbesserung der Biokompatibilität der Probe nach sich zieht, da eine geringere LDH-Freisetzung als Maß für die Anzahl abgestorbener Zellen beobachtet werden konnte. 7 Tage und länger nach der Plasmabehandlung änderte sich das Bild insofern, dass nur noch für Plasmabehandlungen zwischen 0,5 und 3 Minuten eine signifikant geringere LDH-Aktivität beobachtet werden konnte. Vor allem zwischen 7 Minuten und 10 Minuten Plasmabehandlung erkennt man eine deutliche Erhöhung der LDH-Aktivität, die sich über die gesamte Untersuchungsdauer erstreckt (Abbildung 5.8).

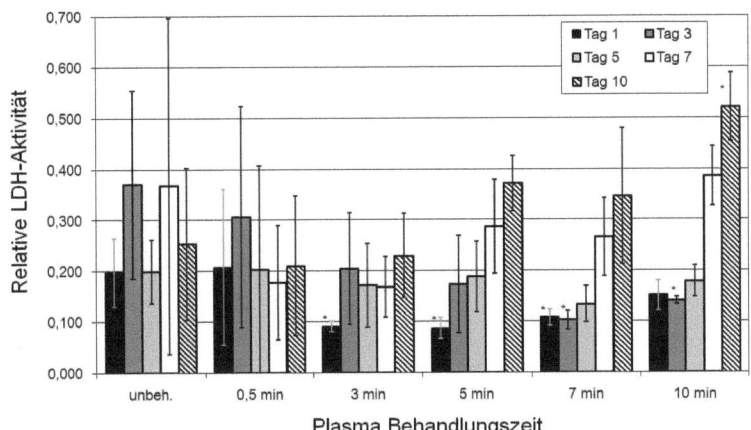

Abb. 5.8: *LDH-Assay mit der humanen Epithelzelllinie Caco 2 zur Analyse der Verbesserung der Zellverträglichkeit verschieden lange plasmabehandelter Proben*
Die Proben wurden nach 1, 3, 5, 7 und 10 Tagen untersucht. Es zeigt sich eine Verbesserung der Biokompatibilität nach Plasmabehandlung für die ersten 5 Tage. 7 und mehr Tage nach der Behandlung ergab nur Plasmabehandlung bis zu 3 min eine Verbesserung der Biokompatibilität. (* $p < 0,05$ im Vergleich zur Kontrolle, n=8)

5.2.4 Vergleich des GastroSleeve Werkstoffs mit anderen Polyurethanen

Das für das Implantat verwendete Polyurethan zeigt für alle Plasmabehandlungszeiten eine Hemmung der Zellaktivität (siehe Abbildung 5.7). Alle Proben aus Polyetherurethan haben eine deutlich niedrigere Absorption als die Negativkontrolle. Offensichtlich hat also das Polyurethan an sich eine zytotoxische Wirkung. Polyurethane sind aus harten und weichen Segmenten aufgebaut. Die harten Segmente sind Isocyanate, die wenn sie nicht vernetzt sind als Monomere zelltoxisch wirken [101]. Haugen et al. konnten zeigen, dass die Toxizität von Polyurethanen durch stärkere Vernetzung sinkt [61].

Es wurde geprüft, ob das am besten geeignete Polyurethan ausgewählt wurde, oder ob andere am Markt erhältliche TPUs eine geringere Toxizität aufweisen. Diese Proben wurden ebenfalls mit der WST-Methode auf ihre Hemmung der Zellaktivität im Vergleich zum Polyetherurethan getestet (Abbildung 5.9).

Es wurde festgestellt, dass alle getesteten Polyurethane im WST-Test proliferationshemmend wirken. Dabei zeigt das für das GastroSleeve ausgewählte Polyetherurethan noch die geringste Toxizität und ist damit den getesteten Carbothane-, Tecoflex- und Chronoflex-Varianten signifikant überlegen. Nur Tecothane weist eine ähnlich geringe Zytotoxizität auf.

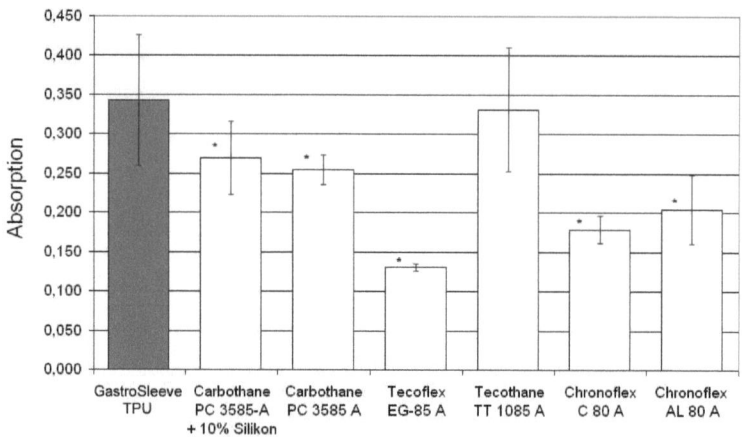

Abb. 5.9: *Vitale Zellen auf unterschiedlichen medizinischen Polyurethanen*
Absorption nach Extraktion und Farbreaktion im WST-Test von Granulaten unterschiedlicher medizinisch zugelassener Polyurethane. Das für das GastroSleeve-Implantat ausgewählte Polyetherurethan zeigt die höchste Absorption und damit die geringste Toxizität und ist damit den getesteten Carbothane-, Tecoflex- und Chronoflex-Varianten signifikant überlegen. Nur Tecothane weist eine ähnlich geringe Zytotoxizität auf. (*$p < 0{,}05$ im Vergleich zum ausgewählten Polyetherurethan, n=24)

5.3 Ergebnisse des Tierversuchs bislang

Bis heute wurde das GastroSleeve-Implantat sechs Versuchstieren (Münchener Miniaturschwein Troll) eingesetzt (siehe Tabelle 5.2). Vier der Tiere sind zum heutigen Zeitpunkt vital.

Nr.	Tier Nr.	Datum OP	Datum Tod	ÜZ	Ursache	Bemerkung
1	443	20.05.08	13.06.08	24 Tage	Magendistention	nicht durch Implantat ausgelöst
2	445	16.06.08	-	349 Tage	-	vital
3	428	30.07.08	04.11.08	97 Tage	Dysphagie	ventraler Vagusast nicht identifizierbar
4	444	30.07.08	-	305 Tage	-	vital
5	446	30.07.08	-	305 Tage	-	vital
6	427	21.08.08	-	283 Tage	-	vital

Tabelle 5.2: *Überlebenszeiten der MMS-Troll Schweine mit dem GastroSleeve-Implantat*
Heute (Stand: 31.05.2009) leben 4 Tiere mit dem Ring. Die längste Überlebenszeit beträgt derzeit 349 Tage.

Schließt man das Tier mit der Magendistention aus, da die Komplikation wohl nicht Implantat-assoziiert war, sondern durch eine intraoperative Verletzung des Vagusnervs ausgelöst wurde, so sind 80% der operierten Tiere heute komplikationsfrei (4 von 5). Die längste Überlebenszeit beträgt derzeit 349 Tage (Stand: 31.05.2009). In der folgenden Abbildung ist der aktuelle Status nochmals grafisch dargestellt (Abbildung 5.10).

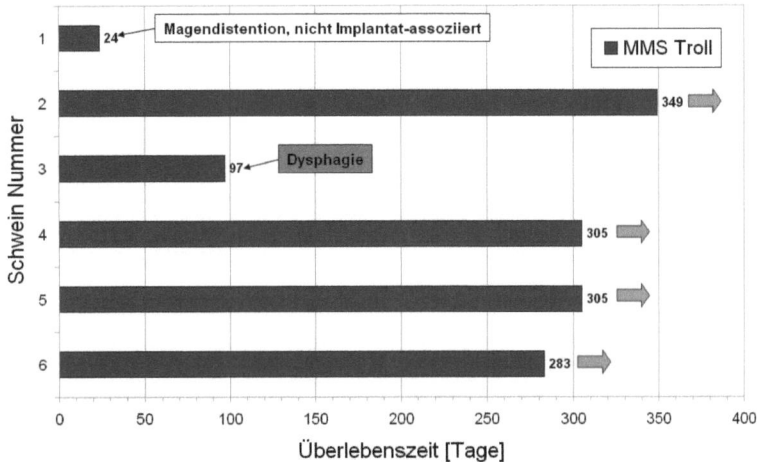

Abb. 5.10: *Überlebenszeiten von Schweinen der Reihe B*
Von 6 operierten Tieren sind 4 zum heutigen Zeitpunkt vital (Implantationszeit 10-12 Monate), ein Tier musste wegen Magendistention euthanasiert werden (nicht Implantatbedingt), bei einem Tier entwickelte sich eine Ösophagusstenose.

5.4 Ergebnisse der Untersuchungen zur Plasmasterilisation

Ziel der Untersuchungen zur Plasmasterilisation war es nachzuweisen, dass eine Sterilisation des GastroSleeve mit diesem Verfahren möglich und reproduzierbar ist. Wenn die erforderliche Behandlungszeit, nach der auf dem Implantat rechnerisch weniger als 10^{-6} Keime vorhanden sind, mit der Zeit zur Aktivierung des Implantats korreliert, so kann auf den teuren und im Sinne der Aktivierung kontraproduktiven Schritt der Gammasterilisation verzichtet werden.

Zusätzlich sollte die Keimart der auf dem Implantat befindlichen Keime bestimmt werden.

5.4.1 Identifikation der Keime

Durch Ausplattieren und Ausstreichen wurden vier unterschiedliche Bakterienstämme vom Implantat isoliert. Diese vier wurden im API 20E-System getestet (Abbildung 5.11). Eine eindeutige Identifikation der isolierten Keime war mit dem API-System nicht möglich, da die resultierenden Farbmuster auf mehrere Keime zutreffen. Durch eine Eingrenzung auf in Werkstätten vorkommende, durch Luft übertragbare Keime wurden fünf mögliche Keime identifiziert: Proteus vulgaris, Pseudomonas, Enterobacter, Pantoea spp und Aeromonas salmonicida [19, 38, 52, 55, 138].

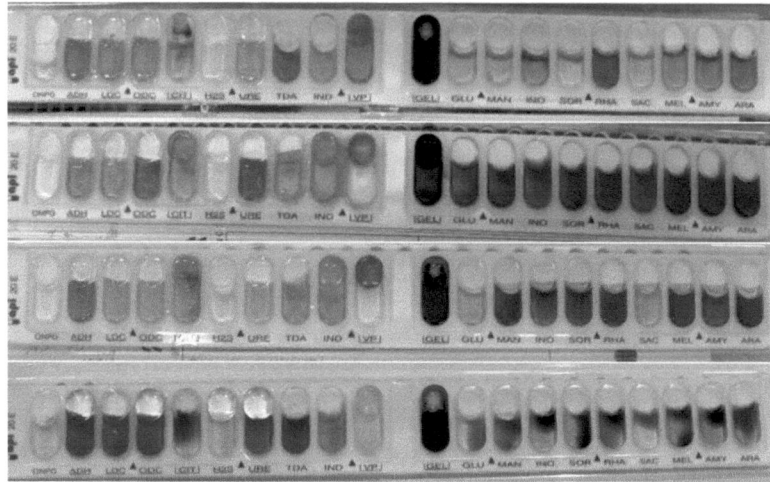

Abb. 5.11: *Resultat des API-Tests zur Bestimmung der Keime auf dem Implantat*
Farbumschläge der Teststreifen der vier isolierten Bakterienstämme. Trotzdem war keine eindeutige Bestimmung der Keime möglich, da die resultierenden Farbmuster auf mehrere Keime zutreffen. Durch eine Eingrenzung auf in Werkstätten vorkommende, durch Luft übertragbare Keime wurden fünf mögliche Keime identifiziert: Proteus vulgaris, Pseudomonas, Enterobacter, Pantoea spp und Aeromonas salmonicida

5.4.2 Inaktivierung der Keime durch Sauerstoffplasma

Zur Ermittlung der absoluten Anzahl an Keimen auf dem Implantat wurden zunächst die Dauer der lag-Phase, also die Zeit, bis die Keime die zur Vermehrung notwendigen Stoffe synthetisiert habe, und die Wachstumsrate experimentell bestimmt (Abbildung 5.12). Die lag-Phase der Keime auf dem GastroSleeve-Implantat beträgt 7 Stunden. Die Wachstumsrate μ dieser Keime entspricht der Steigung der Trendlinie im exponentiellen Bereich des Diagramms und beträgt 0,77.

Die natürliche Keimbelastung des GastroSleeve beträgt 1,8 ±0,7 Millionen Keime. Dabei handelt es sich um Keime, die im Verlauf des Produktionsprozesses (Entnahme aus der Maschine, Stanzen, Verpacken) auf das Implantat gelangten. Es wurden die Keimzahlen von verschieden lange mit Sauerstoffplasma behandelten Proben ermittelt (Abbildung 5.13). Nach 120 Sekunden Behandlungszeit sind keine Keime mehr nachweisbar, die Proben sind somit keimfrei. Um als steril gekennzeichnet werden zu dürfen, verlangt die Norm DIN EN ISO 14937, dass die Wahrscheinlichkeit für das Vorhandensein eines Keims kleiner als 10^{-6} sein muss [32].

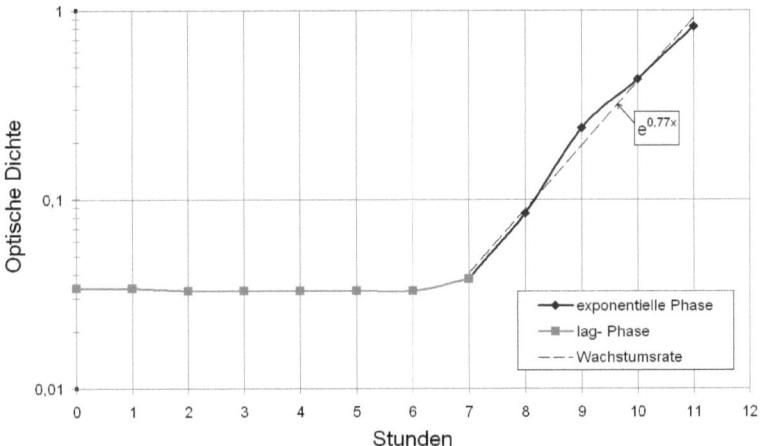

Abb. 5.12: Bestimmung der Wachstumsrate der auf dem GastroSleeve vorhandenen Keime
Die Proben wurden in Nährlösung gelegt und stündlich eine Trübungsmessung vorgenommen. Die Trübung ist direkt proportional zur Keimzahl. Nach einer lag-Phase von 7 Stunden beginnt die Exponentielle Phase und die Keime vermehren sich. Die Wachstumsrate μ kann aus der Steigung der Trendlinie zu 0,77 abgelesen werden.

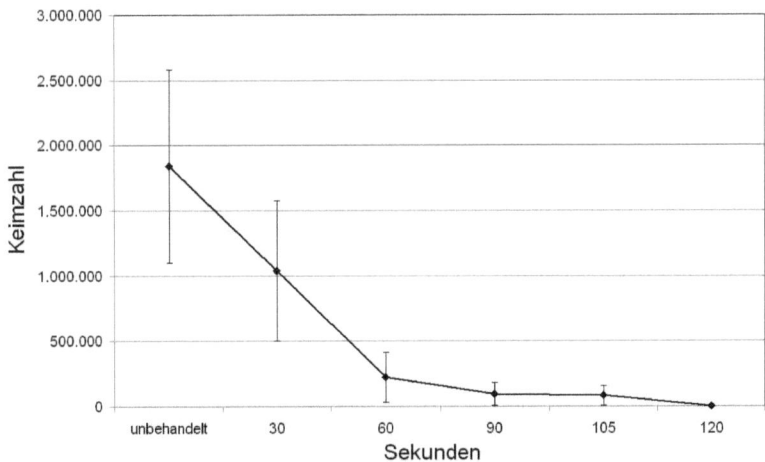

Abb. 5.13: Ermittlung der Keimzahlen auf verschieden lange mit Sauerstoffplasma behandelten Proben *Nach 120 Sekunden Behandlungszeit sind keine Keime mehr nachweisbar. Sterilität ist allerdings erst erreicht, wenn die Wahrscheinlichkeit für einen lebenden Keim kleiner als 10^{-6} ist.*

Um die notwendige Plasmabehandlungsdauer hierfür zu ermitteln, wurde das Diagramm aus Abbildung 5.13 in die logarithmische Form überführt (Abbildung 5.14). Aus der Gleichung für die Trendlinie der Kurve lässt sich die exponentielle Absterberate k mit -0,0846 bestimmen:

$$y = e^{kD} = e^{-0,0846*D} \tag{5.1}$$

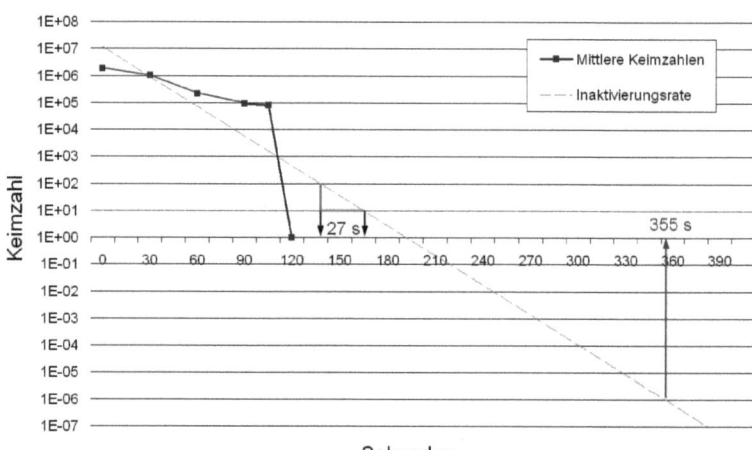

Abb. 5.14: *Sterilisation des GastroSleeve durch Sauerstoffplasma*
Die Trendlinie der logarithmisch aufgetragenen Keimzahlreduktion durch die Plasmabehandlung wird fortgeführt bis zu ihrem Schnittpunkt mit 10^{-6} Keimen. So kann aus dem Diagramm die Zeit bis zur Sterilität des Implantats zu 355 s abgelesen werden. Die Steigung der Trendlinie wird als D-Wert bezeichnet und gibt an, dass die Population an Mikroorganismen auf der Probe alle 27 s um 90% reduziert wird.

Die dezimale Reduktionszeit gibt die Zeit an, nach der die Population an Mikroorganismen auf der Probe auf ein Zehntel reduziert ist, oder anders ausgedrückt 90 % der vorhandenen Keime abgetötet wurden. Dieser Wert wird als D-Wert bezeichnet und kann als Steigung der Trendlinie aus dem Diagramm abgelesen werden. Setzt man für y=10 ein, so gilt:

$$D = \frac{ln(\frac{1}{y})}{k} = \frac{ln(\frac{1}{10})}{-0,0846} = 27s \tag{5.2}$$

Aus Abbildung 5.14 kann die Zeit bis zur Sterilität gemäß Definition (weniger als 10^{-6} Keime) zu 355 Sekunden abgelesen werden. Nach knapp 6 Minuten Plasmabehandlung ist das GastroSleeve also steril im Sinne der DIN EN ISO 14937.

6 Diskussion der Ergebnisse

Im Rahmen dieser Arbeit wurde ein Polymer-Implantat entwickelt („GastroSleeve"), dessen Innenseite eine offenporige Schaumstruktur besitzt, in die Zellen der Speiseröhrenwand einwachsen und so das GastroSleeve fixieren. Die Ergebnisse haben gezeigt, dass eine Behandlung des Implantats mit Sauerstoffplasma seine Oberflächenenergie auf das Niveau bringt, das von Zellen der Speiseröhrenwand akzeptiert wird. Auf der so behandelten Oberfläche können Zellen deutlich besser proliferieren. Außerdem konnte gezeigt werden, dass mit der Aktivierung durch Sauerstoffplasma auch gleichzeitig eine Sterilisation des Implantats stattfindet. Das aktivierte und sterilisierte Implantat kann mit dem ebenfalls in dieser Arbeit entwickelten Applikator minimalinvasiv eingesetzt werden.

6.1 Diskussion der technischen Entwicklung des GastroSleeve

Um die Lücke zwischen der Fundoplikatio als chirurgischer Methode und der medikamentösen Therapie mit PPIs zu schließen, wurden neben endoluminalen Methoden auch Implantate als mögliche Alternativen untersucht [18]. Ende der siebziger Jahre des letzten Jahrhunderts wurde die Angelchik Antireflux-Prothese (AAP) entwickelt, mit der direkt postoperativ sehr gute Ergebnisse erzielt wurden [6, 50]. Im Rahmen der vorliegenden Arbeit wurde das auf der Idee der AAP basierende Haugen-Implantat [60] weiterentwickelt, mit dem Ziel, ein Implantat zur Heilung der Gastro-ösophagealen Refluxkrankheit zu schaffen.

6.1.1 Polyurethan als Implantat-Werkstoff

Aufgrund der Anforderungen an das GastroSleeve-Implantat, gleichzeitig dauerhaft mechanischen Belastungen stand zu halten, Biokompatibilität zu gewährleisten und eine Schaumstruktur für Zellwachstum bereitzustellen, wurde Polyurethan als Werkstoff ausgewählt. Polyurethane werden aufgrund ihrer hohen Flexibilität, der hochgradig elastischen Eigenschaften und ihrer Biokompatibilität [82] in großer Breite als Biomaterial eingesetzt [144, 159].

Einsatzgebiete sind einerseits Implantate mit Blutkontakt, z.B. als künstliche Venen oder Herzklappen. Hier wird versucht durch eine sehr glatte Oberfläche und ggf. Oberflächenbehandlung des Implantats ein Anhaften von Zellen zu vermeiden [4, 89, 90]. Im Gegensatz dazu wird bei einem Einsatz von Polyurethan als Dauerimplantat, z.B. als Harnblasenkatheter, Brustimplantat oder Herzkatheterelektroden, angestrebt, eine exzessive Kapselbildung zu vermeiden um die Funktion des Implantats zu gewährleisten [88, 120, 141, 167]. Einige Studien untersuchten, wie gezielte Zellbesiedelung die Eignung von Polyurethan als Dauerimplantat verbessert [81, 95].

Polyurethan ist in drei Varianten kommerziell erhältlich, nämlich als Polyester-, Polyether- und Polycarbonaturethan. Polyesterurethan unterliegt im Gegensatz zu den anderen beiden Varianten hydrolytischem Abbau [168] und würde daher durch die interzelluläre Flüssigkeit der Verdauungsorgane schneller degradiert, weshalb dieser Werkstoff von vornherein ausschied. Aufgrund eines vergleichenden Zytotoxizitätstests innerhalb der Polyether- und Polycarbonaturethane (siehe Abbildung 5.9) wurde für das GastroSleeve zugunsten eines Polyetherurethans entschieden. Zudem beobachteten Bélanger et al. bei allen getesteten kommerziellen Polycarbonaturethanen (Carbothane, Chronoflex, Corethane) hämolytische Eigenschaften [17]. Zwar hat das GastroSleeve keinen direkten Blutkontakt, doch unterstützt diese Erkenntnis die Wahl eines Polyetherurethans.

Es ist bekannt, dass Polyetherurethan beim Langzeiteinsatz im Körper degradiert [145]. Auch wenn es sich hierbei im Gegensatz zu Polyesterurethan nicht um hydrolytische Degradation handelt, so gibt es doch chemische Elemente, die zu einem beschleunigten Abbau dieses Materials führen, z.b. Kobalt in einer Stahllegierung. Der metallische Kern des GastroSleeve-Implantats besteht aus Nitinol, einer Nickel-Titan-Legierung. Mit Degradation des Implantats durch Metall-Ionen ist hier nicht zu rechnen [169].

Die zweite mögliche Form der Degradation ist die Entstehung von Spannungsrissen im Material. Besonders anfällig sind hierfür Polyurethane, die unter mechanischer Belastung stehen [145]. Das GastroSleeve wird im Langzeiteinsatz kaum mechanisch belastet, da es bereits bei der Herstellung seine spätere Ringform erhält und lediglich vorübergehend bei der Implantation in eine gestreckte Position gebracht wird. Auch nach dem Einsetzen finden kaum mechanische Belastungen des Implantats statt, da der Außendurchmesser der Speiseröhre lediglich begrenzt wird, der peristaltischen Welle des Schluckprozesses aber nicht gefolgt werden muss. Bei der peristaltischen Welle zieht sich die Muskulatur der Speiseröhre nur im Inneren zusammen, während der Außendurchmesser konstant bleibt. Auch wenn die Entstehung von Spannungsrissen im GastroSleeve auf diese Weise verlangsamt wird, so haben Studien doch gezeigt, dass auch mechanisch unbelastete Polyurethan-Implantate auf Dauer Spannungsrisse entwickeln [145]. Eine Veränderung der chemischen Struktur des Polyurethans zur Verbesserung hinsichtlich dieser umgebungsbedingten Biodegradation führt zu einer Verschlechterung des Werkstoffs im Hinblick auf Blut- und Gewebekompatibilität, weshalb das kommerziell erhältliche Polyetherurethan als Implantatwerkstoff beibehalten wurde.

6.1.2 Plasmabehandlung von Polyurethan

Der aktuelle wissenschaftliche Fokus bei der Plasmabehandlung von Polyurethan liegt eher auf materialwissenschaftlichen Aspekten als auf dem in-vitro-Verhalten. Nichtsdestotrotz gibt es einige Studien zu biologischen Aspekten plasmabehandelter Polyurethane. Kawamoto et al. behandelten segmentiertes Polyurethan mit Plasma und stellten fest, dass Anhaftung und Proliferation boviner Endothelzellen auf diese Weise drastisch verbessert werden können [78]. Lupu et al. fanden heraus, dass das von ihnen untersuchte plasmabehandelte Polyurethan eine gute Balance zwischen Wasseraufnahme und Adsorption von Blutproteinen, thrombogenen und hämolytischen Eigenschaften zeigt. Das getestete Material wurde subkutan in Ratten implantiert und von den Tieren gut toleriert [94]. In anderen Studien wurde die Wirkung von Sauerstoffplasma auf andere Polymere untersucht. Hier zeigte sich eine stärkere Proliferationsrate von murinen Osteoblasten nachdem die Poly(epsilon-caprolactone)-Oberfläche drei Minuten einem Sauerstoffplasma ausgesetzt war [201]. Im Gegensatz hierzu zeigten unbehandelte, kommerzielle Polyurethane schlechte Biokompatibilitätseigenschaften [17], was darauf hindeutet, dass eine Vorbehandlung erforderlich ist, wenn ein Implantat aus Polyurethan dauerhaft vom Körper akzeptiert werden soll. Diese Erkenntnisse anderer Studien korrelieren mit den Ergebnissen dieser Arbeit. Auch hier konnte gezeigt werden, dass eine Plasmabehandlung die Biokompatibilität des Polyurethans erhöht.

6.1.3 Nitinol – Ferromagnetismus und allergene Wirkung

GastroSleeve besitzt einen Nitinolkern, der das Implantat in CT und MRT sichtbar macht. Da Nitinol ein metallischer Werkstoff ist, wurde in verschiedenen Studien gezeigt, dass die magnetischen Kräfte in einem Magnetresonanztomographen (MRT) nur zu sehr geringen Artefakten und Beschleunigungen führen [66, 161]. Dies liegt daran, dass Nitinol nur sehr schwach ferromagnetisch ist. Auch ein Aufheizen des Nitinolmaterials im MRT konnte nicht beobachtet werden [64, 110]. Der Nitinolkern des GastroSleeve spricht also nicht gegen Untersuchungen des Patienten im MRT.

Nickel ist ein bekanntes Allergen, daher muss untersucht werden, ob aus dem zu 55,8% aus Nickel bestehenden Nitinolkern Nickelatome in den Körper des Patienten gelangen und dort eine Allergie auslösen können [172]. In der Nitinol-Legierung liegen Nickel und Titan in einem geordneten, kristallinen Gitter mit hohen atomaren Bindungskräften vor, was den Eintritt von Nickelatomen in die Blutbahn verhindert. Zusätzlich bildet sich an der Oberfläche einer Nitinolstruktur wie bei reinen Titanimplantaten eine Titanoxidschicht. Diese macht die Nitinolstruktur korrosionsbeständig und bildet eine effektive Barriere für die Freisetzung von Nickelionen [42, 154]. Im Hinblick auf die Korrosionsbeständigkeit zeigt Nitinol in-vitro sogar bessere Ergebnisse als die für Implantate zugelassene Stahlsorte AISI 316 [134]. Eine Studie zeigte die Eignung von Nitinol als Kurzzeitimplantat [192]. Ein Einsatz von Nitinol im GastroSleeve ist daher als unkritisch anzusehen, besonders auch, da der Nitinolkern vollständig von Polyurethan umhüllt ist.

6.1.4 Endoluminale oder laparoskopische Behandlung

In der aktuellen Forschung wird eine Möglichkeit gesucht, die Fundoplikatio durch eine einfachere und kostengünstigere Alternative zu ersetzen. Hier gibt es zwei grundsätzlich verschiedene Ansätze: endoluminale Methoden, bei denen der Bereich im Übergang von der Speiseröhre zum Magen über ein flexibles Endoskop behandelt wird, und operative Methoden.

Die endoluminalen Methoden haben den großen Vorteil, dass keine Eröffnung der Bauchhöhle nötig ist. Die Eingriffe dauern nur einige Minuten, der Patient kann das Krankenhaus am selben Tag wieder verlassen. Dies führt zu einem großen Kostenvorteil gegenüber operativen Methoden. Doch die Wirksamkeit der endoluminalen Methoden ist begrenzt und definiert sich in erster Linie über die Reduktion der nötigen, Säure unterdrückenden Medikamente. Eine Heilung mit der Konsequenz der völligen Absetzung der Medikation wird in den seltensten Fällen erreicht. Obwohl es seit einigen Jahren von der FDA zugelassene, endoluminale Methoden gibt, konnte sich keine davon am Markt durchsetzen. Ein Grund hierfür ist die geringe Rückerstattung der Kosten durch die Krankenkassen. Für einen Endoskopiker lohnt sich der Einsatz der wirksamen endoluminalen Methoden finanziell nicht. Dieses Problem stellt sich allen endoluminalen Methoden: Entweder es wird keine dauerhafte Wirksamkeit erreicht, wie zum Beispiel bei der Bard-ESM, oder die Geräte sind teuer in der Herstellung und damit im Verkauf und können diesen Preis durch Rückerstattungen der

Krankenkassen nicht realisieren, wie dies bei der Stretta-Methode oder dem NDO Plicator der Fall war. Die einzige Chance für eine endoluminale Methode zur Behandlung von GERD besteht daher darin, gleichzeitig wirksam den Reflux zu verhindern und kostengünstig in Herstellung und Verkaufspreis zu sein [119].

Für das GastroSleeve-Implantat wurde daher der laparoskopische Zugang zur Speiseröhre gewählt. Eingriffe dieser Art werden nicht ambulant durch einen Endoskopiker, sondern stationär im Krankenhaus, in einem chirurgischen Eingriff durch einen Gastroenterologen durchgeführt. Der heutige Stand der Technik, das Bilden einer Manschette um den Mageneingang aus dem Fundus (Fundoplikatio, siehe Abbildung 2.4), wird bereits erfolgreich laparoskopisch durchgeführt. Da das GastroSleeve eine Alternative zur Fundoplikatio sein soll, muss es ebenfalls mit der laparoskopischen Technik einsetzbar sein. Der laparoskopische, minimalinvasive Eingriff ist der offenen Operation vorzuziehen, da hier weniger Komplikationen auftreten und eine kürzere Rekonvaleszenzzeit dem Patienten erlaubt, das Krankenhaus schneller wieder zu verlassen [140]. Das GastroSleeve kann mit dem in Kapitel 4.8 entwickelten Applikator, wie in Abbildung 4.17 dargestellt, minimalinvasiv laparoskopisch eingesetzt werden.

6.1.5 Vergleich des GastroSleeve mit dem Magenband

Um die in-vivo-Funktionalität des GastroSleeve prognostizieren zu können, ist es nahe liegend, das seit 2001 in den USA zugelassene Magenband (BioEnterics Lap-Band System, Inamed Health, Santa Barbara, California, USA) näher zu betrachten. Es wird zur Behandlung von krankhaftem Übergewicht eingesetzt und besteht aus einem ringförmigen Silikonschlauch, der laparoskopisch um den obersten Teil des Magens, 1-3cm unterhalb des Übergangs von der Speiseröhre, gelegt wird. So wird eine Magentasche hergestellt, die sich bei der Nahrungsaufnahme sehr schnell füllt. Auf diese Weise wird die weitere Nahrungsaufnahme unterbunden, bis der Inhalt der Tasche in den Restmagen weitergewandert ist. Der Silikonschlauch lässt sich vom Arzt über einen, unter der Haut am Bauch befindlichen, Port befüllen und entleeren, wodurch der Durchmesser des Rings und damit die Durchlässigkeit für die Nahrung auf dem Weg in den Restmagen eingestellt werden kann. Mit dem Magenband haben die Patienten dauerhaft etwa 50% ihres ursprünglichen Körpergewichts verloren. Mit lediglich 3 Todesfällen bei 5 827 operierten Patienten ist dieses Implantat als sehr sicher zu bewerten [118].

Die Einsatzorte von Inamed Magenband und GastroSleeve im Körper des Patienten sind nur wenige Zentimeter voneinander entfernt, trotzdem bestehen große Unterschiede, vor allem im Hinblick auf Werkstoff und Fixierung (siehe Tabelle 6.1). Da knapp ein Viertel der Patienten mit krankhaftem Übergewicht (BMI > 30) gleichzeitig an der Refluxkrankheit leidet [118], wurde in mehreren Studien auch die Anitreflux-Wirkung des Magenbands untersucht. Hierbei stellte sich heraus, dass das Magenband 1 Jahr nach dem Einsetzen bei einem Großteil der Patienten zu einer Verbesserung der Symptome bis hin zur vollständigen Heilung führte [175].

Die Hauptkomplikation des Magenbandes ist das Verrutschen auf dem Magen. Dies tritt bei bis zu 15% der Patienten auf [127], obwohl das Implantat nach dem Einsetzen mit Nähten fixiert wird. Daraus und aus dem Verrutschen von 18% der Angelchik Implantate [99] lässt sich schließen, dass ein glattes Silikon-Implantat für den Bereich des Mageneingangs nicht optimal ist. Für das GastroSleeve-Implantat ist aber die Ortssta-

	Magenband	GastroSleeve
Werkstoff	Silikon	geschäumtes Polyurethan
Position	1-3 cm unter Mageneingang	am Mageneingang
Fixierung	mit losen Nähten	durch einwachsendes Gewebe
Einstellbar	via Port	Nein
Indikation	BMI > 30	GERD

Tabelle 6.1: *Vergleich Inamed Magenband und GastroSleeve-Implantat*
Die beiden Systeme realisieren die Fixierung am Ort der Implantation durch völlig verschiedene Konzepte. Während das Magenband aus glattem Silikon besteht und mit losen Nähten befestigt wird, hat das GastroSleeve eine geschäumte Struktur, in die Zellen einwachsen und das Implantat so fixieren.

bilität am Mageneingang essentiell, da nur hier die gewünschte Wirkung erzielt wird. Die Porenstruktur auf der Innenseite des Implantats bietet – bei entsprechender Vorbehandlung – den Zellen der Speiseröhrenwand ein geeignetes Umfeld zur Proliferation, wodurch das Implantat fixiert wird. Eine poröse Struktur kann im Spritzgussverfahren mit MuCell-Technologie realisiert werden. Ein auf diese Weise verarbeitbarer Werkstoff ist Polyurethan, das schon seit langer Zeit bei Langzeitimplantaten Verwendung findet [145].

6.2 Diskussion der physikalischen und biologischen Untersuchungen des GastroSleeve

Die im Rahmen dieser Arbeit durchgeführten physikalischen Tests dienten zur Untersuchung der durch die Behandlung mit Sauerstoffplasma hervorgerufenen Veränderungen des GastroSleeve-Implantats. Ziel der Plasmabehandlung war es, ein verbessertes Einwachsen von Zellen in die Porenstruktur zu erreichen. Das Implantat kommt nicht mit dem Blutkreislauf in Kontakt, sondern mit dem Flüssigkeitsfilm, der die inneren Organe benetzt. Daher müssen Zellen über diese seröse Flüssigkeit zum Implantat gelangen, um dort an- und einzuwachsen. Da das Implantat aber aus einem Material mit geringer Oberflächenenergie besteht, kann die seröse Flüssigkeit die Oberfläche des unbehandelten Implantats nur schlecht benetzen, geschweige denn in tiefere Poren gelangen. Durch die Plasmabehandlung wird die Oberflächenenergie dauerhaft deutlich erhöht.

6.2.1 Oberflächentopographie

Zur Untersuchung der Oberflächentopographie wurde ein Bereich der Probenoberfläche mit einem Laser abgetastet. Bei der Auswertung dieser Daten zeigte sich, wie in Kapitel 5.1.2 dargestellt, dass der Einfluss des Sauerstoffplasmas stark von Riefen in den Proben überlagert wird. Bei der Untersuchung der Oberflächentopographie der Proben gibt es daher Parameter, die keine Information über den Einfluss des Plasmas erlauben. Hier ist S_{td} zu nennen, bei dem eigentlich die Ausrichtung der Oberflächenstruktur bestimmt wird, hier aber lediglich die Richtung der Riefen gemessen wurde, die nichts über Auswirkungen des Plasmas aussagt.

Die Ergebnisse der Untersuchung der Oberflächentopographie (Kapitel 5.1.2) zusammenfassend, lässt sich für die anderen Rauheitsparameter feststellen, dass bereits eine halbe Minute Plasmabehandlung die Rauheit der Oberfläche signifikant erhöht.

Wenn man davon ausgeht, dass über die Plasmabehandlungszeit eine konstante Anzahl an Elektronen pro Zeiteinheit auf die Oberfläche auftrifft und dort für topographische Veränderungen sorgt, so würde bei einer vollkommen glatten Oberfläche einer Probe die Rauheit mit der Plasmabehandlungsdauer ansteigen. Veränderungen der Probenoberfläche durch Teilchen aus dem Plasma, die eine physikalische Ursache haben, nämlich deren Einschlag, werden unter dem Begriff „Etching" zusammengefasst. Das kann - neben anderem - auch zur Degradation des Polymers führen, wenn nämlich der Einschlag Polymerketten aufbricht und damit zu kürzeren Molekülketten führt. Eventuell würde für die Rauheit ein Maximalwert erreicht, bei dem die Zerstörung von Spitzen mit der Erzeugung neuer Täler im Gleichgewicht steht. Für die untersuchten Proben wäre eine mögliche Interpretation, dass die Gipfellinien der Riefen, die bei der unbehandelten Probe noch deutlich erkennbar sind (siehe Abbildung 5.2), innerhalb der ersten 5 Minuten Plasmabehandlungszeit immer mehr abgetragen werden. Jeder Einschlag eines Elektrons führt zu einer Unterbrechung der Gipfellinien, und je länger behandelt wird, desto weniger „Ziele" können getroffen werden. Erst nach längerer Behandlungszeit ab 7 Minuten kommt der eigentliche Etching-Effekt des Plasmas zum Tragen, da auch die Flanken der Riefen immer rauer werden. Die Kurve nimmt den erwarteten Verlauf und steigt an.

6.2.2 Wasserkontaktwinkel

In vielen Arbeiten wurde gezeigt, dass eine Behandlung mit Sauerstoffplasma zu einem kleineren Wasserkontaktwinkel bei Polyurethan führt [153, 158, 191]. Diese Ergebnisse konnten hier bestätigt werden, auch wenn große Schwankungen bei den Messwerten der Kontaktwinkel zu verzeichnen waren (siehe Abbildung 5.1). Eine mögliche Begründung für die große Bandbreite an gemessenen Kontaktwinkeln auf ein und derselben Probe mit Schwankungen von mehr als 20° im Rahmen dieser Arbeit wurde in Kapitel 3.4.1 gegeben.

Wie in Kapitel 5.1.2 gezeigt wurde, erhöhte sich die Rauheit von plasmabehandelten Proben durch Einschläge von Teilchen. Im Allgemeinen erhöht sich bei hydrophoben Materialien wie Polyurethan mit steigender Rauheit auch ihre Hydrophobie. Wäre also das Etching der einzige Effekt, den Sauerstoffplasma auf die Probe hat, so müsste der Wasserkontaktwinkel mit steigender Plasmabehandlungszeit größer werden. Tatsächlich sinkt er aber deutlich ab und bleibt auch bei Behandlungszeiten bis zu 10 Minuten relativ konstant auf niedrigem Niveau.

Der mit der Steigerung der Rauheit der Oberfläche durch Einschläge von Teilchen (Etching) konkurrierende Effekt ist die Anlagerung von Sauerstoff aus dem Plasma in Polymerketten der Probenoberfläche. Wie in Kapitel 2.4.2 beschrieben, erhöhte sich der Anteil der Sauerstoffverbindungen der Oberfläche in den ersten 2 Minuten der Plasmabehandlung von 9,5% auf 27%. Eine längere Behandlung einer Polyurethan-Oberfläche mit Sauerstoffplasma vergrößert den Sauerstoffgehalt der Oberfläche nicht mehr, im Gegenteil: Sanchis et al. haben festgestellt, dass der Sauerstoffgehalt nach 10 Minuten Behandlungszeit sogar wieder leicht auf 25,6% absinkt [142]. Offensichtlich ist also der Vorgang der Anreicherung der Oberfläche mit Sauerstoff nach spätestens 2 Minuten Plasmabehandlung abgeschlossen. Allerdings handelt es sich hierbei wohl um einen Gleichgewichtszustand, bei dem gleich viele Sauerstoffatome durch Stöße mit Elektronen aus der Oberfläche entfernt werden, wie sich neue Sauerstoffatome anlagern.

Da die durch Sauerstoffgruppen der Probenoberfläche auf die Wassermoleküle ausgeübten, polaren Kräfte einen deutlich größeren Effekt hervorrufen als das konkurrierende Etching, sinkt der Wasserkontaktwinkel nach 0,5 und 3 Minuten Plasmabehandlung deutlich ab, bevor er dann langsam wieder ansteigt.

Im späteren Einsatzbereich am Übergang von der Speiseröhre zum Magen kommt das Implantat jedoch nicht mit Wasser, sondern mit seröser Flüssigkeit in Kontakt. Bei einer lebenden Ziege wurde am Magen eine Oberflächenspannung von etwa 40 mN/m gemessen [124]. Geht man davon aus, dass beim menschlichen Magen eine ähnliche Oberflächenspannung herrscht, so bewirkt die Plasmabehandlung des Implantats eine deutliche Verbesserung, da die Oberflächenenergie anschließend nur noch um einen geringen Betrag über derjenigen des Magens liegt. Polyurethan hat zudem die Eigenschaft, dass sich in einer polaren Umgebung, wie seröser Flüssigkeit, aus energetischen Gründen mehr polare, harte Segmente auf der Implantat-Oberfläche sammeln, was zu einer zusätzlichen Verbesserung der Benetzung führt [145].

In einer Studie wurde gezeigt, dass der durch die Behandlung mit Sauerstoffplasma erreichte, reduzierte Wasserkontaktwinkel – und damit die Erhöhung der Oberflächenenergie – auch langzeitstabil ist [143]. Die Plasmabehandlung bewirkt also eine dauerhafte Verbesserung der Benetzbarkeit des Implantats.

Um das Verhalten eines Biomaterials vorherzusagen müssen sicherlich mehr Parameter, als nur die Benetzbarkeit in Betracht gezogen werden. Auch verwandte Faktoren wie Oberflächenchemie, Oberflächentopographie und Ort der Implantation spielen eine zentrale Rolle bei der Abschätzung des klinischen Ergebnisses. Trotzdem lässt sich sagen, dass eine verbesserte Benetzbarkeit eines Polyurethanimplantats das in-vivo Ergebnis positiv zu beeinflussen scheint.

6.2.3 Analyse der Oberflächenchemie

Die gemessenen Unterschiede zwischen verschieden lange plasmabehandelten Proben sind sehr gering (siehe Abbildung 5.3). Wie in Kapitel 5.1.3 schon angedeutet wurde, liegt das darin begründet, dass chemisch nur geringe Unterschiede zwischen den verschieden behandelten Proben bestehen. Dies erklärt sich dadurch, dass die ATR-FTIR-Spektroskopie Daten der Oberfläche der Probe bis in eine Tiefe von etwa 100 nm (einige hundert Atomschichten) ausgibt. Der Bereich, der durch die Plasmabehandlung verändert wurde, ist aber deutlich schmaler und umfasst nur wenige Nanometer (siehe Abbildung 5.2). Daher sind auf dem Spektrogramm kaum Unterschiede zwischen den Kurven verschieden lange plasmabehandelter Proben auszumachen (siehe Abbildung 5.3). Erst durch die Bildung der Differenzen ist die Auflösung ausreichend groß, um diese Unterschiede sichtbar zu machen (siehe Abbildung 5.4). Die größte Abweichung zur unbehandelten Kontrolle wurde bei einer Wellenzahl von 1736 cm^{-1} gemessen. Zwischen den verschiedenen Plasmazeiten sind hier allerdings so gut wie keine Unterschiede auszumachen. Es lässt sich daher schlussfolgern, dass sich die Anzahl der gebundenen Carbonylgruppen (C=O) um knapp 4% erhöht. Dies geschieht bereits nach 0,5 min Plasmabehandlung, wobei der Wert auch bei längerer Behandlung konstant bleibt.

Hier bestätigt sich die Beobachtung aus dem vorigen Kapitel, dass die Einlagerung von Sauerstoff(-gruppen) bereits nach kurzer Plasmabehandlung erfolgt und anschließend konstant bleibt.

6.2.4 Zytotoxizitätsuntersuchungen

WST- und LDH-Assays sind Tests, die Aussagen zur Zytotoxizität einer Probenoberfläche liefern. Die im Rahmen dieser Arbeit gewonnenen Ergebnisse widersprechen sich in einigen Punkten: während der WST-Test den Schluss nahe legt, dass 7 Minuten Plasmabehandlung zur höchsten Toxizität führt und eine längere Behandlung von 10 Minuten weniger toxisch wirkt (siehe Abbildung 5.7), zeigte der LDH-Test das Gegenteil. Hier führten Behandlungszeiten zwischen 3 und 7 Minuten zu den besten Ergebnissen, 10 Minuten bewirkte eine signifikant höhere LDH-Konzentration, was negativ zu bewerten ist (siehe Abbildung 5.8). Zur Deutung dieses scheinbaren Widerspruchs muss der Begriff Zytotoxizität stärker differenziert werden. Der WST-Test zeigt an, wie viel Tetrazolium durch bei der mitochondriellen Energieerzeugung freigewordene Elektronen zum roten Farbstoff Formazan reduziert worden ist. Im Gegensatz dazu wird beim LDH-Test die Menge an zu Pyruvat oxidierter Lactatdehydrogenase angegeben, die beim Zelltod in die Lösung übergeht. Anschaulicher ausgedrückt zeigt der WST-Test an, wie vital die lebenden Zellen auf der Probe sind. Geringfügige Schwankungen sind denkbar, so dass weniger aber dafür vitalere Zellen im WST-Test dasselbe Ergebnis liefern können wie eine größere Anzahl Zellen, die nicht mehr so vital sind. Dies muss bei der Interpretation berücksichtigt werden. Beim LDH-Test gibt es weniger Interpretationsspielraum. Der Farbumschlag korreliert mit der Zahl toter Zellen auf der Probe. Geht man davon aus, dass die Gesamtzahl an Zellen auf den Proben konstant ist, so folgt hieraus, dass eine größere Anzahl toter Zellen automatisch weniger lebende Zellen bedeutet.

Mit dem LDH-Assay wurde die Verbesserung der Zellverträglichkeit bei gegebenen Plasmabehandlungszeiten nach einem, drei, fünf, sieben und zehn Tagen bestimmt (siehe Abbildung 5.8). Analog zu Kawamoto und Lupu et al. konnte eine erhöhte Proliferation und damit eine geringere Zytotoxizität nach der Plasmabehandlung nachgewiesen werden. Während bei Plasmabehandlung bis zu 3 Minuten ein eindeutiger Trend dahingehend zu beobachten ist, dass mit steigender Plasmabehandlung die Zahl toter Zellen auf der Probe – auch in der Langzeitbetrachtung bis 10 Tage – sinkt, so ist für längere Plasmabehandlung ein neuer Trend zu beobachten. Bis 5 Tage nach der Plasmabehandlung zeigen längere Plasmabehandlungszeiten zwischen 5 und 10 Minuten ähnlich gute Ergebnisse wie eine 3-minütige Behandlung. Die Langzeitbetrachtung zeigt aber, dass mit steigender Plasmabehandlungszeit ab 5 Minuten auch ein erhöhter Zelltod verbunden ist. Die längere Plasmabehandlung ab 3 Minuten verändert die Oberfläche der Probe offensichtlich derart, dass die Zellen zwar zunächst gut proliferieren können, jedoch nach 7 Tagen verstärkt absterben, und dies umso mehr, je länger die Plasmabehandlung dauerte. Vor allem Hinblick darauf, dass es sich beim GastroSleeve um ein Langzeitimplantat handelt, sollte die Plasmabehandlungsdauer mindestens 3 Minuten, sonst aber so kurz wie möglich gewählt werden.

Zusammenfassend lässt sich aus den Ergebnissen der Zytotoxizitätstests WST und LDH schließen, dass die Plasmabehandlung die Zytotoxizitätseigenschaften verbessert, wobei eine 3-minütige Behandlung der Proben mit Sauerstoffplasma gleichzeitig zu den vitalsten Zellen und der geringsten Zahl toter Zellen führt. Längere Behandlungszeiten führen in erster Linie zu einer erhöhten Anzahl toter Zellen in der Langzeitbetrachtung.

Auch bei Yildirim et al. wurden 3 Minuten Plasmabehandlungszeit als optimal zur Vorbereitung der Probenoberfläche für Zellwachstum identifiziert. Hier wurde allerdings ein anderes Polymer verwendet, das nicht mit Polyetherurethan gleichgesetzt werden kann. Yildirims Ergebnisse und die Ergebnisse dieser Arbeit legen die Schlussfolgerung nahe, dass die verbesserte Biokompatibilität auf die verbesserte Benetzbarkeit der Polymeroberfläche nach der Plasmabehandlung zurückzuführen ist [201]. Auch Khorasanis Ergebnisse unterstützen diese Hypothese [80]. Es existieren allerdings auch Studien, die diesen Zusammenhang nicht bestätigen konnten. In einer in-vitro-Untersuchung konnte trotz signifikantem Absenken des Kontaktwinkels einer Polyurethanoberfläche keine nennenswerte Erhöhung des Zellwachstums beobachtet werden [157]. Hier widersprechen wieder Ergebnisse eines in-vivo-Modells, bei dem eine erhöhte Anhaftung von Endothelzellen, nach Senkung des Kontaktwinkels und intradermaler Applikation von Polyurethanimplantaten in die lumbosakrale Region erwachsener Kaninchen, beobachtet werden konnte [100].

6.2.5 In-vivo Verhalten plasmabehandelter Implantate

In zwei Tierversuchserien wurden das Haugen-Implantat und das GastroSleeve-Implantat in-vivo untersucht. Beide Implantate stellen verschiedene Entwicklungsstufen derselben Idee – nämlich einen Ring um die Speiseröhre zu legen, um die Refluxkrankheit zu heilen – dar. Während das Haugen-Implantat unbehandelt, scharfkantig und unter Verwendung von Kochsalz hergestellt wurde, ist das GastroSleeve durch Plasmabehandlung und Optimierung von Design und Verfahrenstechnik deutlich stärker an die Biokompatibilitätsanforderungen angepasst. Entsprechend verbesserten sich die in-vivo Ergebnisse von völligem Versagen (13 von 14 Tieren entwickelten eine Ösophagusstenose, 1 Implantat wurde unfixiert aufgefunden, siehe Abbildung 4.2) zu einer vorläufigen Erfolgsquote von 80% (4 von 5 Tieren vital, siehe Abbildung 5.10).

Nichtsdestotrotz muss untersucht werden, wie es bei Tier Nr. 3 der Tierversuchsreihe mit dem GastroSleeve zur Entwicklung einer Dysphagie kommen konnte. Ohne Implantat tritt eine Dysphagie beim Schwein meist im Zusammenhang mit einer Obstruktion oder Perforation der Speiseröhre durch scharfkantige Objekte (z.B. Steine oder Nägel) im Zusammenhang mit der Nahrungsaufnahme auf. Entzündung und anschließende Striktur sind die Folge, die schließlich zu einer Dysphagie im verletzten Bereich und zu einer Distention oberhalb der Verengung führen [170]. Im Zusammenhang mit der künstlichen Induzierung der Refluxkrankheit im Tiermodell muss eine Myektomie durchgeführt werden [151]. Hierbei kann es leicht zu einer Verletzung der Speiseröhre kommen. Der verletzte Bereich wird anschließend zusätzlich vom Implantat gereizt. Es ist daher nahe liegend, dass bei Tier Nr. 3 der GastroSleeve-Versuchsreihe die Dysphagie durch eine intraoperative Verletzung der Speiseröhre ausgelöst wurde. Positiv ist zu bewerten, dass sich bei 4 der 5 Tiere trotz der zusätzlichen Verletzung der Mukosa weder eine Entzündung noch eine Dysphagie entwickelte.

In einer vergleichbaren Untersuchung wurde Hunden ein Vicrylschal um die Speiseröhre gelegt und so eine Verengung der Speiseröhre durch Narbengewebe erreicht [45]. In der Langzeitbeobachtung stellte sich hier heraus, dass dem Abbau des resorbierbaren Materials der Abbau des Narbengewebes folgt und schließlich die antirefluxive Wirkung nachlässt. Daher wurde in einer weiteren Studie ein semiresorbierbares Schalmaterial untersucht [44]. Hier kam es jedoch schließlich zur Migration des nicht-resorbierbaren Anteils des Schals. In diesem Zusammenhang ist die Biokompatibilität des GastroSleeve als viel versprechend einzustufen.

6.2.6 Plasmasterilisation

Durch die Sterilisation sollen alle lebensfähigen Mikroorganismen auf dem GastroSleeve-Implantat abgetötet werden. Bei der Gammasterilisation mit 25 kGy, wie beim GastroSleeve durchgeführt, wird das Medizinprodukt einer derart hohen Strahlendosis ausgesetzt, dass kein Keim überleben kann. Plasmasterilisation wäre eine elegante Alternative, da sie gleichzeitig mit der ohnehin erforderlichen Aktivierung durchgeführt werden könnte. Anstatt die fertig verpackten Implantate zur Gammasterilisation zu schicken, was einen Zeitaufwand von mindestens 5 Werktagen bedeutet, könnten sie direkt eingesetzt werden. Ein weiterer Nachteil der Gammastrahlung ist die Veränderung der Molekülstruktur des Polyurethans. Lange Ketten werden zerstört, dafür entstehen Quervernetzungen. Auch wenn sich die mechanischen Eigenschaften nach heutigem Stand des Wissens durch die Gammastrahlung verbessern [60], so ist doch davon auszugehen, dass die Gammastrahlung den Effekt der Plasmaaktivierung negativ beeinflusst.

In den im Rahmen dieser Arbeit durchgeführten Untersuchungen konnte gezeigt werden, dass die durch den Produktionsprozess auf das Implantat gelangten Keime durch eine Plasmabehandlung von 2 Minuten abgetötet werden können, Sterilität im Sinne der Norm wird nach 6 Minuten Plasmabehandlung erreicht (siehe Kapitel 5.4.2). Im Gegensatz zu diesen Ergebnissen ermittelten Moreira et al. eine Plasmabehandlungsdauer von 7 Minuten bis zur Sterilität [107]. Diese Gruppe verwendete eine Plasmaanlage mit einem 13,56 MHz-Generator bei 100 W Leistung, im Gegensatz zum 40 kHz-Generator, der im Rahmen dieser Arbeit bei 900 W eingesetzt wurde. Des Weiteren wurde mit dem Bacillus stearothermophilus ein Keim verwendet, der deutlich schwerer abzutöten ist, als die in dieser Arbeit untersuchten Keime [177]. Dies spiegelt sich auch in der Tatsache wieder, dass der Bacillus stearothermophilus als Bioindikator zur Validierung eines Sterilisationsprozesses eingesetzt wird [107]. Wollte man also das Plasmasterilisationsverfahren validieren, so müsste seine Effektivität auch für Bioindikatoren wie den Bacillus stearothermophilus nachgewiesen werden. Aufgrund der Erkenntnisse von Ueda et al. [177] müsste hier mit einer deutlich längeren Plasmadauer bis zur Sterilisation gerechnet werden. Damit wäre der Plasmaprozess jedoch nicht mehr im für die Aktivierung optimalen Zeitfenster.

Eine kombinierte Aktivierung und Sterilisation des GastroSleeve mit Sauerstoffplasma ist praktisch möglich, da die auf dem Implantat gefundenen Keime innerhalb von 2 Minuten Plasmabehandlung abgetötet werden. Die zusätzliche Gammasterilisation ist somit nicht erforderlich. Legt man allerdings die strengen Anforderungen im Sinne der DIN 14937 für Sterilisationsverfahren [32] an den Plasmaprozess an, so ist die kombinierte Aktivierung und Sterilisation nicht mehr möglich, da Bioindikatoren wie der Bacillus stearothermophilus im relevanten Zeitfenster wohl nicht mit der für Sterilisationsverfahren erforderlichen Sicherheit abgetötet werden können. Insofern muss derzeit für die Serienproduktion und die Zulassung als Medizinprodukt auch weiterhin eine Gammasterilisation an den Plasmaprozess angeschlossen werden.

6.3 Kann GastroSleeve die Fundoplikatio ersetzen?

Das GastroSleeve ist für Chirurgen in der Gastroenterologie entwickelt worden. Sie sollen von der derzeitigen Standard-Methode, der Fundoplikatio, zum GastroSleeve wechseln. Dafür muss die Implantation des GastroSleeve bei mindestens gleich guten klinischen Langzeit-Ergebnissen schneller und einfacher durchzuführen sein.

6.3.1 Einfachere Durchführbarkeit

Watson et al. untersuchten in einer breit angelegten Studie, ob bei der Durchführung der laparoskopischen Fundoplikatio anhand des klinischen Ergebnisses eine klinisch signifikante Lernkurve zu ermitteln ist. Tatsächlich waren die klinischen Ergebnisse der ersten 20 laparoskopischen Fundoplikatios eines gastroenterologischen Chirurgen signifikant schlechter, als später. Daher wird angeraten, diese Eingriffe durch einen erfahrenen Kollegen überwachen zu lassen [190].

Einen weiteren Hinweis gibt eine Suche nach deutschen Fachkliniken, die Antirefluxchirurgie anbieten. Die Suche bei www.MedKnowledge.de, einem renommierten Internet-Portal [20], liefert nur 15 Krankenhäuser in Deutschland zurück, die diesen Eingriff durch adäquates Fachpersonal anbieten [199].

Die Implantation des GastroSleeve-Implantats muss daher einfacher sein, als die Durchführung der Fundoplikatio. Wenn auch weniger erfahrene Chirurgen ohne Überwachung durch einen erfahrenen Kollegen diese Operation durchführen können, ist die Motivation, das GastroSleeve statt der Fundoplikatio einzusetzen, deutlich höher. Aber auch für erfahrene Chirurgen ist es von Vorteil, wenn das mit der Fundoplikatio verbundene Risiko gesenkt und so die Erfolgsrate dieses Eingriffs erhöht werden kann.

Tatsächlich ist die Implantation des GastroSleeve deutlich einfacher durchzuführen, da nur ein Tunnel durch das die Speiseröhre fixierende Gewebe hergestellt werden muss. Beim Platzieren des Implantats muss darauf geachtet werden, dass die beiden Vagusnerven nicht eingeklemmt werden. Die schwierige Einstellung des Durchmessers der Speiseröhre entfällt, da dieser durch die Abmessungen des Implantats vorgegeben ist. Des Weiteren entfällt die Erstellung von komplikationsbehafteten Nähten.

Im Gegensatz hierzu ist die Fundoplikatio als deutlich komplexer anzusehen, da hier der Fundus vom Peritoneum abgelöst, ebenfalls ein Tunnel hinter der Speiseröhre hergestellt und durch Herumwickeln des Fundus um die Speiseröhre der korrekte Durchmesser am Mageneingang eingestellt werden muss. Des Weiteren muss bei der Fundoplikatio darauf geachtet werden, dass die Nähte nicht zu fest gezogen werden, da es sonst aufgrund der dauerhaften Zugbelastung zum Ausreißen der Nähte und zu Magenfissuren kommen kann [46].

6.3.2 Kürzere Rekonvaleszenzzeit

In den Zeiten knapper Ressourcen und eingeschränkter Budgets wird es immer wichtiger, nicht nur eine hohe Erfolgsrate beim Eingriff, sondern auch eine möglichst kurze Aufenthaltsdauer des Patienten im Krankenhaus zu erreichen. Je weniger invasiv ein Eingriff ist, desto schneller erholt sich der Patient und kann wieder aus dem Krankenhaus entlassen werden. Vergleicht man beispielsweise die offene mit der laparoskopischen Fundoplikatio, so reduziert sich der Krankenhausaufenthalt im Durchschnitt von 5,2 auf 3,1 Tage. Auch die Ausfallzeit aufgrund der Krankheit reduziert sich für die laparoskopisch behandelten Patienten deutlich von 35,8 auf 20,1 Tage [23].

Geringere Invasivität des GastroSleeve, kürzere OP-Dauer und die postoperativen Ergebnisse der Angelchik Antireflux Prothese (AAP) sprechen für eine schnellere Rekonvaleszenz gegenüber der Fundoplikatio. Bei der AAP war die Anästhesiedauer um 30% kürzer als bei der offenen Fundoplikatio [58]. Im Gegensatz dazu ist die OP-Dauer bei der laparoskopisch durchgeführten Fundoplikatio deutlich länger, nämlich 103,2 Minuten statt 70,6 Minuten [23]. Da das GastroSleeve-Implantat noch deutlich kleiner ist als die AAP und mit Hilfe des entwickelten Applikators (siehe Kapitel 4.8) komfortabel platziert werden kann, ist hier mit einer deutlichen Verkürzung im Vergleich zur laparoskopischen Fundoplikatio zu rechnen.

6.3.3 Klinische Ergebnisse

Das GastroSleeve-Implantat sollte zu vergleichbaren klinischen Ergebnissen führen, wie die Fundoplikatio. Im Vergleich zur AAP sollen deutlich weniger Patienten nach der OP noch auf Medikamente angewiesen sein oder reoperiert werden müssen.

Zur Fundoplikatio existieren umfangreiche Studien mit detaillierten Informationen, auch zur Reoperationsrate. Von 188 laparoskopisch operierten Patienten war bei 5 (2,6%) eine Reoperation erforderlich [23]. Wenn GastroSleeve in dieser Breite eingesetzt auch im Langzeitverlauf genauso wenig Reoperationen erforderlich macht, so wäre dies ein großer Erfolg, der vielen gastroenterologischen Chirurgen den Umstieg auf das GastroSleeve erleichtern würde.

Bei der AAP waren fast alle Komplikationen auf ein Verrutschen zurückzuführen [99], die Reoperationsrate lag bei 15% [181]. Daher muss beim GastroSleeve sichergestellt sein, dass es am Ort der Implantation verbleibt. Die Fixierung am Ort der Implantation und das Einwachsen von Zellen in die poröse Struktur des Implantats sollten einer übermäßigen Kapselbildung entgegenwirken. Unter dieser Voraussetzung ist eine vergleichbare Performance wie bei der Fundoplikatio möglich. Genaue Aussagen hierzu oder zur postoperativ erforderlichen Medikation können erst im klinischen Einsatz getroffen werden.

6.3.4 Ähnliche Operationstechnik

Die Operationstechnik zum Einsetzen des GastroSleeve sollte möglichst gleich zur Fundoplikatio sein. Wenn der Operateur das GastroSleeve intuitiv einsetzen kann, wird er eher auf die neue Methode umsteigen.

Sowohl Fundoplikatio als auch die Implantation des GastroSleeve finden im Rahmen einer laparoskopischen Operation statt. Für beide Methoden ist die gleiche Anzahl an Trokaren nötig, bis auf eine sind auch die Trokarpositionen gleich. Der Trokar, durch den das GastroSleeve mittels Applikator eingeführt wird, muss etwas weiter oben, im Bereich des Solar Plexus platziert werden, damit sich das GastroSleeve optimal einsetzen lässt. Dadurch ist der Weg von der Einstichstelle des Trokars zum Zielgebiet deutlich kürzer, wodurch der

Arbeitsraum zwar kleiner wird, das GastroSleeve mit Hilfe des Applikators aber trotzdem gut positioniert werden kann.

Im Vergleich zur laparoskopischen Fundoplikatio wird zur Implantation des GastroSleeve ein geringfügig verändertes Instrumentarium eingesetzt. Einige Verfahrensschritte, die bei der Fundoplikatio erforderlich sind, entfallen, so dass die Operation einfacher wird. Bei der Fundoplikatio wird meist ein Umfahrhaken mit einer Öse an der Spitze eingesetzt. Nachdem der Umfahrhaken durch den vorher gebildeten Tunnel hinter dem Ösophagus durchgeführt wird, wird der Fundus mit einer Naht an der Öse befestigt. Anschließend kann der Fundus durch Drehen des Umfahrhakens um die Speiseröhre geschlungen werden. Dieser Schritt entfällt beim GastroSleeve. Stattdessen wird das Implantat in den Applikator geladen und kann leicht, wie in Abbildung 4.17 dargestellt, um die Speiseröhre platziert werden. Um sicherzustellen, dass das GastroSleeve nicht von der Speiseröhre rutscht, können die beiden Enden des Implantats mit einer Naht verbunden werden. Diese Naht stellt kein Risiko für den Patienten dar.

6.3.5 Potential des GastroSleeve

Wie in den vorangegangenen Abschnitten ausgeführt, besitzt das GastroSleeve das das Potential, die Fundoplikatio auf lange Sicht zu ersetzen. Die laparoskopische Fundoplikatio ist etabliert und hat ihre Effektivität auch in der Langzeit-Betrachtung nachgewiesen [140]. Aber auch die Angelchik-Prothese lieferte direkt postoperativ hervorragende Ergebnisse [50], erst viel später zeigte sich, dass das Langzeit-Ergebnis inakzeptabel ist [181].

Vorausgesetzt die in dieser Arbeit vorgestellten, viel versprechenden in-vitro Ergebnisse bestätigen sich weiterhin in den Langzeit-Tierversuchen (siehe Abbildung 5.10) und schließlich im Menschen, so ist das GastroSleeve prädestiniert, nach und nach die Fundoplikatio zu ersetzen.

7 Zusammenfassung und Ausblick

7.1 Zusammenfassung

Im Rahmen dieses Projekts wurde – soweit dem Autor bekannt – erstmals ein flexibles Polymer-Implantat mit einer Schaumstruktur für einwachsende Zellen mit einer Technologie hergestellt, die eine Massenfertigung erlaubt, nämlich der Spritzgussherstellung unter Einsatz eines MuCell-Aggregats. Wie eine Tierversuchsreihe gezeigt hat, reicht aber die poröse Struktur des Implantats alleine nicht aus, um Biokompatibilität zu erreichen (siehe Abbildung 4.3). Vielmehr ist eine Aktivierung der Implantatoberfläche erforderlich.

Die vorliegende Dissertation beschreibt, wie das GastroSleeve-Implantat durch die Aktivierung mit Sauerstoffplasma nicht nur eine Oberflächenmodifikation erfährt, die es für das Einwachsen von Zellen vorbereitet, sondern im selben Prozessschritt sterilisiert werden kann, wodurch die Gammasterilisation wegfällt. Mit Hilfe des entwickelten Applikators kann das Implantat minimalinvasiv platziert werden. Das GastroSleeve ist in dem in dieser Arbeit entwickelten Spritzgusswerkzeug in großer Stückzahl herstellbar.

Von der Gastro-ösophagealen Refluxkrankheit sind besonders in der westlichen Welt sehr viele Menschen betroffen [104]. Trotz großer Investitionen in Forschung und Entwicklung von Medizinprodukten zur Behandlung von GERD existiert bis heute keine befriedigende Behandlungsmöglichkeit dieser Krankheit. Die heute am Markt verfügbaren endoluminalen Methoden erlauben lediglich eine Reduktion der nötigen Medikamente, eine Heilung wird nicht erreicht [152]. Die einzige dauerhaft wirksame Methode, die Fundoplikatio, erfordert einen chirurgischen Eingriff durch einen erfahrenen Spezialisten. Sie stellt einen starken Eingriff in die menschliche Anatomie dar, unter Umständen kann der Patient nicht mehr aufstoßen oder sich übergeben [28].

In dieser Arbeit ist es erstmalig gelungen, ein Speiseröhrenimplantat zur Behandlung der Gastro-ösophagealen Refluxkrankheit herzustellen, das nicht wie die Angelchik-Antireflux-Prothese [181] oder der Vicrylschal [44] migriert sondern am Ort der Implantation vom Körper durch fibröses Gewebe fixiert wird. Auch die Gefahr einer Dysphagie scheint im Gegensatz zum Haugen-Implantat (siehe Abbildung 4.2) zumindest deutlich vermindert, wie erste Ergebnisse im Tierversuch zeigen (siehe Abbildung 5.10).

7.1.1 Oberflächenmodifikation

Damit Zellwachstum auf dieser künstlichen Oberfläche erreicht werden kann, muss sie hierfür optimal vorbereitet werden [195], es ist also auch notwendig, dass eine entsprechende makroskopische Struktur bereitgestellt wird. Durch einen speziell angepassten Spritzgießprozess besitzt das GastroSleeve auf seiner Innenseite, also der Kontaktfläche zur Speiseröhrenwand, eine poröse Schaumstruktur. Dies konnte ohne Verwendung von chemischen Treibmitteln, sondern durch das biokompatible MuCell-Verfahren mit Hilfe von superkritischem CO_2 erreicht werden [197]. Beim Stanzvorgang wird die poröse Innenseite des Implantats freigelegt, wobei die Schnittfläche einen konvexen Querschnitt erhält, der sich noch besser an die Speiseröhrenwand anlegt (siehe Abbildung 4.5).

7 Zusammenfassung und Ausblick

Wie die Tierversuchsreihe mit dem Haugen-Implantat gezeigt hat, kann Zellwachstum in eine polymere Schaumstruktur aber nicht alleine durch Bereitstellung der passenden Porengeometrie erreicht werden. Vielmehr ist es erforderlich, das Polymer durch geeignete Verfahren für Zellwachstum zu optimieren. Mit Hilfe von Niederdruckplasma können auf die Oberfläche eines Polyurethans polare Gruppen aufgebracht werden. Dadurch kann sich Wasser besser an das Implantat anlagern, was eine Grundvoraussetzung für Zellwachstum ist [59].

In dieser Arbeit konnte ein Verfahren entwickelt werden, mit dem die Biokompatibilität des Implantates signifikant erhöht wurde. Nach Aktivierung des GastroSleeve-Implantats mit Sauerstoffplasma vermehrten sich auf seiner Oberfläche applizierte Zellen in vitro deutlich stärker. 100 000 eingesäte Zellen vermehrten sich auf der unbehandelten Kontrolle auf rund 150 000 Zellen, auf der plasmabehandelten Probe hingegen konnten mehr als 300 000 Zellen nach 96 Stunden Inkubation nachgewiesen werden (siehe Abbildung 5.6).

7.1.2 Sterilisation

Wie die hier durchgeführten Versuche gezeigt haben, ist eine Plasmasterilisation des GastroSleeve prinzipiell möglich. Nach Eingrenzung auf in Werkstätten vorkommende, durch Luft übertragbare Keime wurden die im Rahmen der Produktion auf das Implantat gelangten, möglichen Keimarten identifiziert: Proteus vulgaris, Pseudomonas, Enterobacter, Pantoea spp und Aeromonas salmonicida. Die Keimbelastung des GastroSleeve bei der derzeitigen Methode beträgt im Durchschnitt 1,8 Millionen Keime.

Nach 2 Minuten Oberflächenbehandlung im Sauerstoffplasma waren keine infektiösen Keime mehr auf dem Implantat nachweisbar. Dies entspricht einem D-Wert von 27 Sekunden und Sterilität im Sinne einer Wahrscheinlichkeit für einen Keim von 10^{-6} wäre nach 355 Sekunden erreicht. Allerdings ist keiner der gefundenen Keime ein Bioindikator im Sinne der Norm. Mit einem Bioindikator wie dem Bacillus stearothermophilus müsste mit einer längeren Sterilisationszeit gerechnet werden [177].

7.1.3 Applikation

Aufgrund der kürzeren Rekonvaleszenzzeit und den ästhetischen Vorteilen ist die minimalinvasive, laparoskopische Applikation des GastroSleeve einer offenen Operation vorzuziehen. Hierfür wurde in dieser Arbeit ein Applikator entwickelt, der es erlaubt, das GastroSleeve über einen 13 mm-Trokar im Bauchraum an den Mageneingang zu bringen. Das Implantat sitzt sicher an der Spitze des Applikators und kann gedreht und bei Bedarf auch wieder zurückgezogen werden. Nach korrekter Platzierung ist der Applikator leicht zu entfernen. Die verwendeten Materialien werden in großer Menge in ähnlichen Produkten verbaut und sind biokompatibel. Die Erfüllung der mechanischen Anforderungen konnte nachgewiesen werden. Die als schwächstes Glied identifizierte Klebung versagt erst bei einer Belastung von über 400 N.

7.2 Ausblick

Die GastroSleeve-Implantate wurden im technischen Labor des Lehrstuhls für Medizintechnik hergestellt. In einer solchen, unkontrollierten Umgebung ist davon auszugehen, dass die Keimzahl pro m^3 Luft höher liegt als in einem Reinraum. Eine Verlagerung der GastroSleeve-Produktion in eine Reinraumumgebung würde die Zahl der Keime auf dem Implantat deutlich verringern.

Auch durch Optimierungen beim Handling kann die Keimzahl auf dem Implantat weiter verringert werden. Beispielsweise kann der Stanzvorgang in das Spritzgusswerkzeug integriert werden, indem nach dem Erstarren und vor der Öffnung des Werkzeugs kernzuggesteuerte Ringmesser ausfahren und so das Implantat abtrennen. Durch diesen Prozess würden die Entnahme und das manuelle Stanzen entfallen. Auch wenn dieses Handling bei den hier durchgeführten Versuchen mit Schutzhandschuhen und unter erhöhten Reinheitsvorkehrungen erfolgte, so muss doch davon ausgegangen werden, dass hier die Keime auf das Implantat gelangten. Da diese Schritte entfallen würden, kann davon ausgegangen werden, dass die Keimbelastung bei einem Implantat aus einem Spritzgusswerkzeug mit integrierter Stanze deutlich niedriger läge.

Mit diesen Optimierungen rückt das Ziel, das GastroSleeve im Aktivierungszeitraum von 5 Minuten im Sauerstoffplasma gleichzeitig auch im Sinne der strengen Anforderungen der Norm zu sterilisieren, in greifbare Nähe. Bei deutlich niedrigerer Ausgangskeimzahl könnte nämlich trotz des zu erwartenden höheren D-Werts des Bioindikators die geplante Plasmaaktivierungszeit zur Sterilisation ausreichen. Dies wäre in einem Validierungsverfahren zu überprüfen.

Ohne den Gamma-Sterilisationsprozess reduzierten sich Herstellungszeit und -kosten, da die Gammasterilisation beim externen Lieferanten durchgeführt werden muss. Außerdem käme der positive Effekt der Plasmabehandlung voll zum Tragen und würde nicht durch die Gammastrahlung teilweise wieder relativiert.

Beim Einsatz des GastroSleeve im Menschen ist die größte Gefahr das Auftreten einer Dysphagie. Die Porenstruktur des Implantats wird selbst dann stark am Speiseröhrengewebe haften, wenn sich eine dicke Kapsel bildet. Entsprechend aufwändig wäre die Explantation. Daher muss in der Herstellung alles getan werden, um die Biokompatibilität durch hochreine Produktion zu maximieren.

Mit der in diesem Projekt entwickelten Technologie ist es denkbar, flexible Implantate aus Polyurethan in jeder beliebigen Geometrie im industriellen Maßstab herzustellen, vorausgesetzt, die Geometrie ist für den Schaumspritzguss geeignet. Durch an den Schäumprozess anschließendes Stanzen und die Aktivierung im Sauerstoffplasma wird das Implantat biokompatibel. Erste Ergebnisse bestätigen die Langzeit-Biokompatibilität im Schwein bis zu drei Monaten.

A Literaturverzeichnis

[1] Angelchik Anti-Reflux Prosthesis, Promotional Literature. American Heyer-Schulte Corporation, Texas TM Vassallo, 1982

[2] Abbott, E., Firestone, F., Specifying Surface Quality: A Method Based on Accurate Measurement and Comparison. Mechanical Engineering, 55, 1933, S. 569-572

[3] Allgöwer, M., Refluxkrankheit. 1. Aufl., Springer Verlag Berlin, 1981, S. 291-305

[4] Alperin, C., Zandstra, P., Woodhouse, K., Polyurethane Films Seeded with Embryonic Stem Cell-Derived Cardiomyocytes for Use in Cardiac Tissue Engineering Applications. Biomaterials, 26 (35), 2005, S. 7377-7386

[5] Angelchik, J., Cohen, R., A New Surgical Procedure for the Treatment of Gastroesophageal Reflux and Hiatal Hernia. Surgery, gynecology and obstetrics, 148 (2), 1979, S. 246-248

[6] Angelchik, J., Cohen, R., A Silicone Prosthesis for Gastroesophageal Reflux: Long Term Results. Contemporary Surgery, 26, 1985, S. 29-34

[7] Anvari, M., Allen, C., Borm, A., Laparoscopic Nissen fundoplication is a Satisfactory Alternative to Long-Term Omeprazole Therapy. British Journal of Surgery, 82 (7), 1995, S. 938-942

[8] Baier, R., Modification of Surfaces to Meet Bioadhesive Design Goals: A Review. Journal of Adhesion, 20, 1986, S. 171-186

[9] Barak, N., Ehrenpreis, E., Harrison, J., et al., Gastro-Oesophageal Reflux Disease in Obesity: Pathophysiological and Therapeutic Considerations. Obesity reviews, 3 (1), 2002, S. 9-15

[10] Barrett, N., Benign Stricture of the Lower Oesophagus. Proceedings of the Royal Society of Medicine, 53, 1960, S. 399-402

[11] Battaglini, J., Schorlemmer, G., Frantz, P., Intractable Dysphagia Following Placement of Angelchik Prosthesis for Reflux Esophagitis. Annals of Thoracic Surgery, 35 (5), 1983, S. 551-552

[12] Beckmann, I.: Speiseröhrenkrebs - ein Ratgeber für Betroffene, Angehörige und Interessierte. Deutsche Krebshilfe und deutsche Krebsgesellschaft, 2002

[13] Benjamin, S., Kerr, R., Cohen, D., et al., Complications of the Angelchik Prosthesis. Annals of Internal Medicine, 100 (4), 1984, S. 570-575

[14] Benz, L., Hootkin, L., Margulies, S., et al., A Comparison of Clinical Measurements of Gastroesophageal Reflux. Gastroenterology, 62 (1), 1972, S. 1-5

[15] Berguer, R., Stiegmann, G., Yamamoto, M., et al., Minimal Access Surgery for Gastroesophageal Reflux: Laparoscopic Placement of the Angelchik Prosthesis in Pigs. Surgical Endoscopy, 5 (3), 1991, S. 123-126

[16] Black, J., Biological Performance of Materials: Fundamentals of Biocompatibility. 4. Aufl., CRC Press, Boca Raton, Florida, USA, 2006, S. 342-346

[17] Bélanger, M., Marois, Y., Roy, R., et al., Selection of a polyurethane membrane for the manufacture of ventricles for a totally implantable artificial heart: blood compatibility and biocompatibility studies.

Artificial Organs, 24 (11), 2000, S. 879-888

[18] Bonavina, L., Saino, G., Bona, D., et al., Magnetic Augmentation of the Lower Esophageal Sphincter: Results of a Feasibility Clinical Trial. Journal of Gastrointestinal Surgery, 12 (12), 2008, S. 2133-2140

[19] Bouillard, L., Michel, O., Dramaix, M., et al., Bacterial Contamination of Indoor Air, Surfaces, and Settled Dust and Related Dust Endotoxin Concentrations in Healthy Office Buildings. Annals of Agricultural and Environmental Medicine, 12 (2), 2005, S. 187-192

[20] Brown, H., Netlines. British Medical Journal, 323 (7320), 2001, S. 1075

[21] Buma, P., Ramrattan, N., vanTienen, T., et al., Tissue Engineering of the Meniscus. Biomaterials, 25 (9), 2004, S. 1523-1532

[22] Bytzer, P., Christensen, P., Damkier, P., et al., Adenocarcinoma of the Esophagus and Barrett's Esophagus: A Population-Based Study. The American Journal of Gastroenterology, 94 (1), 1999, S. 86-91

[23] Catarci, M., Gentileschi, P., Papi, C., et al., Evidence-Based Appraisal of Antireflux Fundoplication. Annals of Surgery, 239 (3), 2004, S. 325-337

[24] Chen, D., Barber, C., McLoughlin, P., et al., Systematic Review of Endoscopic Treatments for Gastro-Oesophageal Reflux Disease. British Journal of Surgery, 96 (2), 2009, S. 128-136

[25] Christensen, J., Mechanisms of Secondary Esophageal Peristalsis. The American Journal of Medicine, 103 (5A), 1997, S. 44S-46S

[26] Classen, M., Diehl, V., Kochsiek, K., Innere Medizin. 3. Aufl., Urban & Schwarzenberg München, 1994, S. 540

[27] Condon, R., The Angelchik Reply. Surgery, 95, 1984, S. 127

[28] DeMeester, T., Bonavina, L., Albertucci, M., Nissen Fundoplication for Gastroesophageal Reflux Disease. Evaluation of Primary Repair in 100 Consecutive Patients. Annals of Surgery, 204 (1), 1986, S. 9-20

[29] DeVault, K., Castell, D., Updated Guidelines for the Diagnosis and Treatment of Gastroesophageal Reflux Disease. The Practice Parameters Committee of the American College of Gastroenterology. The American Journal of Gastroenterology, 94 (6), 1999, S. 1434-1442

[30] Devesa, S., Blot, W., Fraumeni, J., Changing Patterns in the Incidence of Esophageal and Gastric Carcinoma in the United States. Cancer, 83 (10), 1998, S. 2049-2053

[31] DIN: Deutsches Institut für Normung, EN 1616: Sterile Harnblasenkatheter für einmalige Verwendung. 1999

[32] DIN: Deutsches Institut für Normung, EN ISO 14937: Sterilisation von Produkten für die Gesundheitsfürsorge - Allgemeine Anforderungen an die Charakterisierung eines Sterilisiermittels und an die Entwicklung, Validierung und Routineüberwachung eines Sterilisationsverfahrens für Medizinprodukte. 2000

[33] DIN: Deutsches Institut für Normung, EN ISO 10993-1: Biologische Beurteilung von Medizinprodukten - Teil 1: Beurteilung und Prüfungen. 2009

[34] DIN: Deutsches Institut für Normung, EN ISO 10993-5: Biologische Beurteilung von Medizinpro-

dukten - Teil 5: Prüfungen auf in-vitro-Zytotoxizität. 2009

[35] Dodds, W., Dent, J., Hogan, W., et al., Mechanisms of Gastroesophageal Reflux in Patients with Reflux Esophagitis. The New England Journal of Medicine, 307 (25), 1982, S. 1547-1552

[36] Dulbecco, R., Freeman, G., Plaque Production by the Polyoma Virus. Virology, 8 (3), 1959, S. 396-397

[37] Durrans, D., Armstrong, C., Taylor, T., The Angelchik Anti-Reflux Prosthesis - some Reservations. British Journal of Surgery, 72 (7), 1985, S. 525-527

[38] Dutkiewicz, J., Olenchock, S., Krysinska-Traczyk, E., et al., Exposure to Airborne Microorganisms in Fiberboard and Chipboard Factories. Annals of Agricultural and Environmental Medicine, 8 (2), 2001, S. 191-199

[39] Earnshaw, R., Appleyard, J., Hurst, R., Understanding Physical Inactivation Processes: Combined Preservation Opportunities Using Heat, Ultrasound and Pressure. International Journal of Food Microbiology, 28 (2), 1995, S. 197-219

[40] Edwards, D., The Antireflux Mechanism. Journal of Clinical Gastroenterology, 3 (2), 1981, S. 109-113

[41] Enzinger, P., Mayer, R., Esophageal Cancer. New England Journal of Medicine, 349 (23), 2003, S. 2241-2252

[42] Es-Souni, M., Es-Souni, M., Fischer-Brandies, H., Assessing the Biocompatibility of NiTi Shape Memory Alloys Used for Medical Applications. Analytical and Bioanalytical Chemistry, 381 (3), 2005, S. 557-567

[43] FDA, Recall of Boston Scientific ENTERYX Procedure Kits and ENTERYX® Injector Single Packs for Treatment of Gastroesophageal Reflux Disease (GERD). Preliminary Public Health Notification, 2005, S. Abgerufen am 31.05.09 von http://www.fda.gov/MedicalDevices/Safety/AlertsandNotices/PublicHealthNotifications/ucm064523.htm

[44] Feussner, H., Bonavina, L., Collard, J., et al., Experimental Evaluation of the Safety and Biocompatibility of a New Antireflux Prosthesis. Diseases of the Esophagus, 13 (3), 2000, S. 234-239

[45] Feussner, H., Horvath, O., Siewert, J., Vicryl-Scarf-Induced Scarring Around Esophagogastric Junction as Treatment of Esophageal Reflux Disease. An Experimental Study in the Dog. Digestive Diseases and Sciences, 37 (6), 1992, S. 875-881

[46] Feussner, H., Kauer, W., Stein, H., Intra- und Postoperative Komplikationen bei der Laparoskopischen Fundoplicatio. Chirurgische Gastroenterologie, 17 (1), 2001, S. 43-50

[47] Franchello, A., Olivero, G., Mao, P., et al., Treatment of Esophageal Reflux by Insertion of Angelchik Prosthesis: Analysis of the Follow-Up in 26 Patients. Minerva Chirurgica, 51 (5), 1996, S. 273-278

[48] Fry, L., Mönkemüller, K., Malfertheiner, P., Systematic Review: Endoluminal Therapy for Gastro-Oesophageal Reflux Disease: Evidence from Clinical Trials. European Journal of Gastroenterology and Hepatology, 19 (12), 2007, S. 1125-1139

[49] Geagea, T., Laparoscopic Nissen's Fundoplication: Preliminary Report on Ten Cases. Surgical Endoscopy, 5 (4), 1991, S. 170-173

[50] Gear, M., Gillison, E., Dowling, B., Randomised Prospective Trial of the Angelchik Anti Reflux Pros-

A Literaturverzeichnis

thesis. British Journal of Surgery, 71 (9), 1984, S. 681-683

[51] Giles, H., Wagner, J., Mount, E.: Extrusion: The Definitive Processing Guide and Handbook. William Andrew Inc., 2005, 1. Aufl.

[52] Goh, I., Obbard, J., Viswanathan, S., et al., Airborne Bacteria and Fungal Spores in the Indoor Environment - A Case Study in Singapore. Acta Biotechnologica, 20 (1), 2000, S. 67-73

[53] Goldberg, J., Bell, G., Morrice, J., et al., The Angelchik Prosthesis: Experience with the Antireflux Device. Journal of the Royal College of Surgeons of Edinburgh, 32 (4), 1987, S. 205-208

[54] Goldman, M., Pruitt, I., Comparison of the Effects of Gamma Radiation and Low Temperature Hydrogen Peroxide Gas Plasma Sterilization on Molecular Structure, Fatigue Resistance, and Wear Behaviour of UHMWPE. Journal of Biomedical Materials Research, 40 (3), 1998, S. 378-384

[55] Gorny, r., Dutkiewicz, J., Bacterial and Fungal Aerosols in Indoor Environment in Central and Eastern European Countries. Annals of Agricultural and Environmental Medicine, 9 (1), 2002, S. 17-23

[56] Gottwald, W., Wachter, G., IR-Spektroskopie für Anwender. 1. Aufl., Wiley-VCH Verlag Weinheim, 1997, S. 77-78

[57] Gottwald, W., Wachter, G., IR-Spektroskopie für Anwender. 1. Aufl., Wiley-VCH Verlag, Weinheim, 1997, S. 158-159

[58] Gourley, G., Pellett, J., Li, U., et al., A Prospective Randomized Double-Blind Study of Gastroesophageal Reflux Surgery in Pediatric-Sized Developmentally Disabled Patients: Nissen Fundoplication Versus Angelchik Prosthesis. Journal of Pediatric Gastroenterology and Nutrition, 5 (1), 1986, S. 52-61

[59] Guan, J., Gao, C., Feng, L., et al., Surface Modification of Polyurethane for Promotion of Cell Adhesion and Growth 1: Surface Photo-Grafting with N,N-Dimethylaminoethyl Methacrylate and Cytocompatibility of the Modified Surface. Journal of Materials Science: Materials in Medicine, 12 (5), 2001, S. 447-452

[60] Haugen, H., Development of an Implant to Treat Gastro-Oesophageal Reflux Disease. Dissertation, 2004

[61] Haugen, H., Brunner, M., Pellkofer, F., et al., Effect of Different Gamma-Irradiation Doses on Cytotoxicity and Material Properties of Porous Polyether-urethane Polymer. Journal of Biomedical Materials Research Part B: Applied Biomaterials, 80 (2), 2007, S. 415-423

[62] Haugen, H., Ried, V., Brunner, M., et al., Water as Foaming Agent for Open Cell Polyurethane Structures. Journal of Materials Science Materials in Medicine, 15 (4), 2004, S. 343-346

[63] Heimke, G., Osseo-Integrated Implants - Volume I - Basics, Materials, and Joint Replacements. 1. Aufl., CRC Press, Boca Raton, Florida, USA, 1990, S. 82-85

[64] Hilfiker, P., Quick, H., Pfammatter, T., et al., Three-Dimensional MR Angiography of a Nitinol-Based Abdominal Aortic Stent Graft: Assessment of Heating and Imaging Characteristics. European Radiology, 9 (9), 1999, S. 1775-1780

[65] Hill, A., Walsh, T., Bolger, C., et al., Randomised Controlled Trial Comparing Nissen's Fundoplication and the Angelchik Prosthesis. British Journal of Surgery, 81 (1), 1994, S. 72-74

[66] Holton, A., Walsh, E., Anayiotos, A., et al., Comparative MRI Compatibility of 316 L Stainless Steel Alloy and Nickel-Titanium Alloy Stents. Journal of Cardiovascular Magnetic Resonance, 4 (4), 2002, S. 423-430

[67] Hong, D., Khajachee, Y., Pereira, N., et al., Manometric Abnormalities and Gastroesophageal Reflux Disease in the Morbidly Obese. Obesity Surgery, 14 (6), 2004, S. 744-749

[68] Jacob, J., Burgoyne, C., McKinnon, S., et al., Biocompatibility Response to Modified Baerfeldt Glaucoma Drains. Journal of Biomedical Materials Research, 43 (2), 1998, S. 99-107

[69] Jemal, A., Siegel, R., Ward, E., et al., Cancer Statistics, 2008. CA - a Cancer Journal for Clinicians, 58 (2), 2008, S. 71-96

[70] Jennings, R., Flake, A., Mussan, G., et al., A Novel Endoscopic Transgastric Fundoplication Procedure for Gastroesophageal Reflux: An Initial Animal Evaluation. Journal of Laparoendoscopic Surgery, 2 (5), 1992, S. 207-213

[71] Jiang, M., Hu, P., Surface Modification of a Biomedical Poly(ester)urethane by Several Low-Powered Gas Plasmas. Journal of Applied Polymer Science, 101 (3), 2006, S. 1273-1282

[72] Johnson, D., Ganz, R., Aisenberg, J., et al., Endoscopic Implantation of Enteryx for Treatment of GERD: 12-Month Results of a Prospective, Multicenter Trial. The American Journal of Gastroenterology, 98 (9), 2003, S. 1921-1930

[73] Johnston, B., The Significance of Heartburn. QJM: monthly journal of the Association of Physicians, 93 (6), 2000, S. 321-322

[74] Junghard, O., Carlsson, R., Lind, T., Sufficient Control of Heartburn in Endoscopy-Negative Gastro-Oesophageal Reflux Disease Trials. Scandinavian Journal of Gastroenterology, 38 (12), 2003, S. 1197-1199

[75] Kahrilas, P., Diagnosis of Symptomatic Gastroesophageal Reflux Disease. The American Journal of Gastroenterology, 98 (Suppl. 3), 2003, S. S15-S23

[76] Kang, J., Systematic Review: Geographical and Ethnic Differences in Gastro-Oesophageal Reflux Disease. Alimentary pharmacology and therapeutics, 20 (7), 2004, S. 705-717

[77] Karp, G., Molekulare Zellbiologie. 1. Aufl., Springer Verlag, Berlin, 2005, S. 233-255

[78] Kawamoto, Y., Nakao, A., Ito, Y., et al., Endothelial Cells on Plasma-Treated Segmented-Polyurethane: Adhesion Strength, Antithrombogenicity and Cultivation in Tubes. Journal of Materials Science Materials in Medicine, 8 (9), 1997, S. 551-557

[79] Khang, D., Kim, S., Liu-Snyder, P., et al., Enhanced Fibronectin Adsorption on Carbon Nanotube/Poly(Carbonate) Urethane: Independent Role of Surface Nano-Roughness and Associated Surface Energy. Biomaterials, 28 (32), 2007, S. 4756-4768

[80] Khorasani, M., MoemenBellah, S., Mirzadeh, H., et al., Effect of Surface Charge and Hydrophobicity of Polyurethanes and Silicone Rubbers on L929 Cells Response. Colloids and Surfaces B - Biointerfaces, 51 (2), 2006, S. 112-119

[81] Kim, J., S., K., H., K., et al., Adhesion and Growth of Endothelial Cell on Amphiphilic PU-PS IPN Surface: Effect of Amphiphilic Balance and Immobilized Collagen. Journal of Biomedical Materials Research, 62 (4), 2002, S. 613-621

[82] Klee, D., Hocker, H., Polymers for Biomedical Applications: Improvement of the Interface Compatibility. Biomedical Applications: Polymer Blends, 149, 1999, S. 1-57

[83] Klees, J., M., O., Diisocyanates in Polyurethane Plastics Applications. Occupational Medicine, 14 (4), 1999, S. 759-776

[84] Korzeniewski, C., Callewaert, D., An Enzyme-Release Assay for Natural Cytotoxicity. Journal of Immunological Methods, 64 (3), 1983, S. 313-320

[85] Kwok, D., Neumann, A., Contact Angle Measurement and Contact Angle Interpretation. Advances in Colloid and Interface Science, 81 (3), 1999, S. 167-249

[86] Lackey, C., Potts, J., Penetration into the Stomach. A Complication of the Antireflux Prosthesis. Journal of the American Medical Association, 248 (3), 1982, S. 350

[87] Lagergren, J., Bergström, R., Lindgren, A., et al., Symptomatic gastroesophageal Reflux as a Risk Factor for Esophageal Adenocarcinoma. The New England Journal of Medicine, 340 (11), 1999, S. 825-831

[88] Lee, J., Ko, K., Peck, K., et al., In Vitro Evaluation of the Antibiotic Lock Technique (ALT) for the Treatment of Catheter-Related Infections Caused by Staphylococci. Journal of Antimicrobial Chemotherapy, 57 (6), 2006, S. 1110-1115

[89] Lim, H., Baek, H., Lee, M., et al., Surface Modification for Enhancing Behaviors of Vascular Endothelial Cells onto Polyurethane Films by Microwave-Induced Argon Plasma. Surface and Coatings Technology, 202 (22-23), 2008, S. 5768-5772

[90] Lin, H., Garcia-Echeverria, C., Asakura, S., et al., Endothelial Cell Adhesion on Polyurethanes Containing Covalently Attached RGD-Peptides. Biomaterials, 13 (13), 1992, S. 905-914

[91] Linss, W., Fanghänel, J., Histologie: Zytologie, allgemeine Histologie, mikroskopische Anatomie. de Gruyter Lehrbuch, 1999, S. 176-177

[92] Locke, G., Talley, N., Fett, S., et al., Risk Factors Associated with Symptoms of Gastroesophageal Reflux. The American Journal of Medicine, 106 (6), 1999, S. 642-649

[93] Lundell, L., Dent, J., Bennett, J., et al., Endoscopic Assessment of Oesophagitis: Clinical and Functional Correlates and Further Validation of the Los Angeles Classification. Gut, 45 (2), 1999, S. 172-180

[94] Lupu, M., Butnaru, M., Macocinschi, D., et al., Surface Properties of Segmented Poly(ester Urethane)s and Evaluation of In Vitro Blood Compatibility and In Vivo Biocompatibility. Journal of Optoelectronics and Advanced Materials, 9 (11), 2007, S. 3474-3478

[95] Ma, Z., Gao, C., Juan, J., et al., Surface Modification of Poly-L-Lactide by Photografting of Hydrophilic Polymers towards Improving its Hydrophilicity. Journal of Applied Polymer Science, 85 (10), 2002, S. 2163-2171

[96] Mason, R., Hughes, M., Lehman, G., et al., Endoscopic Augmentation of the Cardia with a Biocompatible Injectable Polymer (Enteryx) in a Porcine Model. Surgical Endoscopy, 16 (3), 2002, S. 386-391

[97] Mather, J., Roberts, P.: Introduction to Cell and Tissue Culture: Theory and Technique. Springer Verlag, Berlin, 1998

[98] Mathur, A., Collier, T., Kao, W., et al., In Vivo Biocompatibility and Biostability of Modified Polyu-

rethanes. Journal of Biomedical Materials Research, 36 (2), 1997, S. 246-257

[99] Maxwell-Armstrong, C., Steele, R., Amar, S., et al., Long-term results of the Angelchik Prosthesis for Gastro-Oesophageal Reflux. British Journal of Surgery, 84 (6), 1997, S. 862-864

[100] Melnig, V., Apetroaei, N., Dumitrascu, N., et al., Improvement of Polyurethane Surface Biocompatibility by Plasma and Ion Beam Techniques. Journal of Optoelectronics and Advanced Materials, 7 (5), 2005, S. 2521-2528

[101] Mishra, P., Bhargava, A., Raghuram, G., et al., Inflammatory Response to Isocyanates and Onset of Genomic Instability in Cultured Human Lung Fibroblasts. Genetics and Molecular Research, 8 (1), 2009, S. 129-143

[102] Mittal, K.: Contact Angle, Wettability and Adhesion. Brill Academic Publishers, 2009, 6. Aufl.

[103] Moayyedi, P., Delaney, B., Forman, D., Gastro-Oesophageal Reflux Disease. Clinical evidence, 14, 2005, S. 567-581

[104] Moayyedi, P., Talley, N., Gastro-Oesophageal Reflux Disease. Lancet, 367 (9528), 2006, S. 2086-2100

[105] Moisan, M., Barbeau, J., Moreau, S., et al., Low-Temperature Sterilization Using Gas Plasmas: A Review of the Experiments and an Analysis of the Inactivation Mechanisms. International Journal of Pharmaceutics, 226 (1-2), 2001, S. 1-21

[106] Moore, G., Gerner, R., Franklin, H., Culture of Normal Human Leukocytes. Journal of the American Medical Association, 199 (8), 1967, S. 519-524

[107] Moreira, A., Mansano, R., Pinto, T., et al., Sterilization by Oxygen Plasma. Applied Surface Science, 235 (1-2), 2004, S. 151-155

[108] Morris, D., Jones, J., Evans, D., et al., Reflux Versus Dysphagia: an Objective Evaluation of the Angelchik Prosthesis. British Journal of Surgery, 72 (12), 1985, S. 1017-1020

[109] Nandurkar, S., Talley, N., Barrett's Esophagus: The Long and the Short of it. American Journal of Gastroenterology, 94 (1), 1999, S. 30-40

[110] Nehra, A., Moran, C., Cross, D., et al., MR Safety and Imaging of Neuroform Stents at 3T. American Journal of Neuroradiology, 25 (9), 2004, S. 1476-1478

[111] Niemann, G., Winter, H., Höhn, B., Maschinenelemente. 3. Aufl., Springer Verlag Berlin, 2001, S. 325-359

[112] Nissen, E., Pauli, G., Vollenbroich, D., WST-1 Assay - A Simple Colorimetric Method for Virus Titration. In Vitro Cellular and Developmental Biology - Animal, 33 (1), 1997, S. 28-29

[113] Nissen, R., Die transpleurale Resektion der Kardia. Deutsche Zeitschrift für Chirurgie, 249, 1937, S. 311-316

[114] Nissen, R., Eine einfache Operation zur Beeinflussung der Refluxoesophagitis. Schweizerische medizinische Wochenschrift, 86, 1956, S. 590-592

[115] Nissen, R., Rossetti, M., Polymers for Biomedical Applications: Improvement of the Interface Compatibility. Archivio di Chirurgia del Torace, 13, 1959, S. 375-387

[116] Noar, M., Lotfi-Emran, S., Sustained Improvement in Symptoms of GERD and Antisecretory Drug

Use: 4-Year Follow-Up of the Stretta Procedure. Gastrointestinal Endoscopy, 65 (3), 2007, S. 367-372

[117] Oberbach, K., Saechtling - Kunststoff Taschenbuch. 28. Aufl., Carl Hanser Verlag, München, 2001, S. 542-563

[118] OBrien, P., Dixon, J., Laparoscopic Adjustable Gastric Banding in the Treatment of Morbid Obesity. Archives of Surgery, 138 (4), 2003, S. 376-382

[119] Pace, F., Costamagna, G., Penagini, R., et al., Review Article: Endoscopic Antireflux Procedures - an Unfulfilled Promise? Alimentary Pharmacology and Therapeutics, 27 (5), 2008, S. 375-384

[120] Pascual, A., RamirezdeArellano, E., MartinezMartinez, L., et al., Effect of Polyurethane Catheters and Bacterial Biofilms on the In-Vitro Activity of Antimicrobials Against Staphylococcus Epidermis. Journal of Hospital Infection, 24 (3), 1993, S. 211-218

[121] Pickleman, J., Disruption and Migration of an Angelchik Esophageal Antireflux Prosthesis. Surgery, 93 (3), 1983, S. 467-468

[122] Pisani, P., Parkin, D., Bray, F., et al., Estimates of the Worldwide Mortality from 25 Cancers in 1990. International Journal of Cancer, 83 (1), 1999, S. 18-29

[123] Pleskow, D., Rothstein, R., Kozarek, R., et al., Endoscopic Full-Thickness Plication for the Treatment of GERD: Long-Term Multicenter Results. Surgical Endoscopy, 21 (3), 2007, S. 439-444

[124] Preetha, A., Baneriee, R., Huilgol, N., Dynamic Surface Tensiometry of Tissues Using Langmuir Films. Colloids and Surfaces B - Biointerfaces, 40 (1), 2005, S. 35-43

[125] Pötsch, G., Michaeli, W.: Injection Molding. An Introduction. Hanser Fachbuch, 2007, 2. Aufl.

[126] Reiche, D., Roche Lexikon Medizin. 5. Aufl., Urban und Fischer München, 2003, S. 1246

[127] Ren, C., Fielding, G., Laparoscopic Adjustable Gastric Banding (Lap-Band). Current Surgery, 60 (1), 2003, S. 30-33

[128] Rey, E., Moreno-Elola-Olaso, C., Artalejo, F., et al., Association Between Weight Gain and Symptoms of Gastroesophageal Reflux in the General Population. American Journal of Gastroenterology, 101 (2), 2006, S. 229-233

[129] Reymunde, A., Santiago, N., Long-Term Results of Radiofrequency Energy Delivery of the Treatment of GERD: Sustained Improvements in Symptoms, Quality of Life, and Drug Use at 4-Year Follow-Up. Gastrointestinal Endoscopy, 65 (3), 2007, S. 361-366

[130] Richter, J., Castell, D., Gastroesophageal Reflux - Pathogenesis, Diagnosis, and Therapy. Annals of Internal Medicine, 97 (1), 1982, S. 93-103

[131] Ries, L., Eisner, M., Kosary, C., et al., SEER Cancer Statistics Review 1973-1999. National Cancer Institute, Bethesda, Md, 2002, S. Abgerufen am 28.02.09 von http://seer.cancer.gov/csr/1973_1999/esoph.pdf

[132] RKI, Krebs in Deutschland - Speiseröhre. Robert Koch Institut, Berlin, 2008, S. Abgerufen am 28.02.09 von http://www.rki.de/cln_091/nn_203956/DE/Content/GBE/DachdokKrebs/Broschuere /Lokalisationen/ C15__07,templateId=raw,property=publicationFile.pdf/C15_07.pdf

[133] Roberts, C., Antonoplos, P., Inactivation of Human Immunodeficiency Virus Type 1, Hepatitis A Vi-

rus, Respiratory Syncytial Virus, Vaccinia Virus, Herpes Simplex Virus Type 1, and Poliovirus Type 2 by Hydrogen Peroxide Gas Plasma Sterilisation. American Journal of Infection Control, 26 (2), 1998, S. 94-101

[134] Rondelli, G., Torricelli, P., Fini, M., et al., In Vitro Corrosion Study by EIS of an Equiatomic NiTi Alloy and an Implant Quality AISI 316 Stainless Steel. Journal of Biomedical Materials Research Part B: Applied Biomaterials, 79 (2), 2006, S. 320-324

[135] Ronkainen, J., Aro, P., Storskrubb, T., et al., Prevalence of Barrett's Esophagus in the General Population: An Endoscopic Study. Gastroenterology, 129 (6), 2005, S. 1825-1831

[136] Rossetti, M., Nissen Fundoplication for Gastroesophageal Reflux Disease: the 'Rossetti' Modification of the Nissen Fundoplication - Technique and Results. Diseases of the Esophagus, 9, 1996, S. 251-257

[137] Roy-Shapira, A., Stein, H., Schwartz, D., et al., Endoluminal Methods of Treating Gastroesophageal Reflux Disease. Diseases of the Esophagus, 15 (2), 2002, S. 132-136

[138] Ruden, H., Thofern, E., Fischer, P., et al., Airborne Microorganisms - Their Occurence, Distribution and Dependence on Environmental Factors - Especially on Organic Compounds of Air-Pollution. Pure and Applied Geophysics, 116 (2-3), 1978, S. 335-350

[139] Ruhl, C., Everhart, J., Overweight, but not High Dietary Fat Intake, Increases Risk of Gastroesophageal Reflux Disease Hospitalization: The NHANES I Epidemiologic Followup Study. First National Health and Nutrition Examination Survey. Annals of Epidemiology, 9 (7), 1999, S. 424-435

[140] Salminen, P., Hiekkanen, H., Rantala, A., et al., Comparison of Long-Term Outcome of Laparoscopic and Conventional Nissen Fundoplication: A Prospective Randomized Study with an 11-Year Follow-Up. Annals of Surgery, 246 (2), 2007, S. 201-206

[141] Samuel, U., Guggenbichler, J., Prevention of Catheter-Related Infections: The Potential of a Nano-Silver Impregnated Catheter. International Journal of Antimicrobial Agents, 23 (Suppl. 1), 2004, S. 75-78

[142] Sanchis, M., Calvo, O., Fenollar, O., Surface Modification of a Polyurethane Film by Low Pressure Glow Discharge Oxygen Plasma Treatment. Journal of Applied Polymer Science, 105 (3), 2007, S. 1077-1085

[143] Sanchis, M., Calvo, O., Fenollar, O., et al., Characterization of the Surface Changes and the Ageing Effects of Low-Pressure Nitrogen Plasma Treatment in a Polyurethane Film. Polymer Testing, 27 (1), 2008, S. 75-83

[144] Santerre, J., Labow, R., Duguay, D., et al., Biodegradation Evaluation of Polyether and Polyester-Urethanes with Oxidative and Hydrolytic Enzymes. Journal of Biomedical Materials Research, 28 (10), 1994, S. 1187-1199

[145] Santerre, J., Woddhouse, K., Laroche, G., et al., Understanding the Biodegradation of Polyurethanes: From Classical Implants to Tissue Engineering Materials. Biomaterials, 26 (35), 2005, S. 7457-7470

[146] Sapala, J., Sapala, M., A Quantitative Assessment of the Results with the Angelchik Prosthesis (Letter). Annals of the Royal College of Surgeons of England, 68 (3), 1986, S. 172

[147] Savarino, V., Dulbecco, P., Optimizing Symptom Relief and Preventing Complications in Adults with Gastro-Oesophageal Reflux Disease. Digestion, 69 (Suppl. 1), 2004, S. 9-16

[148] Schiefke, I., Neumann, S., Zabel-Langhennig, A., et al., Use of an Endoscopic Suturing Device (the „ESD") to Treat Patients with Gastroesophageal Reflux Disease, after Unsuccessful EndoCinch Endoluminal Gastroplication: Another Failure. Endoscopy, 37 (8), 2005, S. 700-705

[149] Schlicht, H., Entwicklung eines Applikators für die minimal-invasive Chirurgie. Diplomarbeit, Technische Universität München, Lehrstuhl für Medizintechnik (Prof Wintermantel), 2005

[150] Schlicht, H., Mroncz, A., Applikationsvorrichtung zum Herumlegen einer ringförmig ausgebildeten Manschette um einen einzuschnürenden Körperteil, insbesondere die Speiseröhre eines Individuums. Patentschrift DE 102007009537, 2007

[151] Schopf, B., Blair, G., Dong, S., et al., A Porcine Model of Gastroesophageal Reflux. Journal of Investigative Surgery, 10 (3), 1997, S. 105-114

[152] Schwartz, M., Smout, A., The Endoscopic Treatment of Gastro-Oesophageal Reflux Disease. Alimentary Pharmacology and Therapeutics, 26 (Suppl. 2), 2007, S. 1-6

[153] Seul, S., Lim, J., Ha, S., et al., Adhesion Enhancement of Polyurethane Coated Leather and Polyurethane Foam with Plasma Treatment. Korean Journal of Chemical Engineering, 22 (5), 2005, S. 745-749

[154] Shabalovskaya, S., Physicochemical and Biological Aspects of Nitinol as a Biomaterial. International Materials Reviews, 46 (5), 2001, S. 233-250

[155] Shaheen, N., Ransohoff, D., Gastroesophageal Reflux, Barrett Esophagus, and Esophageal Cancer: Scientific Review. Journal of the American Medical Association, 287 (15), 2002, S. 1972-1981

[156] Sharma, P., Wani, S., Romero, Y., et al., Racial and Geographic Issues in Gastroesophageal Reflux Disease. The American Journal of Gastroenterology, 103 (11), 2008, S. 2669-2680

[157] Sharma, R., De, S., Mazumder, M., Surface Modification of Biomaterials Using He Glow-Discharge Plasma and NH_3 Treatment for Augmenting Biocompatibility. Industry Applications Conference Fourtieth IAS Annual Meeting Conference Record, 2, 2005, S. 771-774

[158] Sim, D., Seul, S., Surface Modification of Polymeric Material Using Atmospheric Plasma. Polymer-Korea, 32 (5), 2008, S. 433-439

[159] Skarja, G., Woodhouse, K., Synthesis and Characterization of Degradable Polyurethane Elastomers Containing an Amino Acid-Based Chain Extender. Journal of Biomaterials Science - Polymer Edition, 9 (3), 1998, S. 271-295

[160] Skinner, D., Belsey, R., Surgical Management of Esophageal Reflux and Hiatus Hernia: Long Term Results with 1030 Patients. Journal of Thoracic and Cardiovascular Surgery, 53 (1), 1967, S. 33-54

[161] Sommer, T., Maintz, D., Schmiedel, A., et al., Hochfeld-Magnetresonanztomographie: Magnetische Anziehungs- und Rotationskräfte auf metallische Implantate bei 3,0 T. RöFo: Fortschritte auf dem Gebiet der Röntgenstrahlen und der bildgebenden Verfahren, 176 (5), 2004, S. 731-738

[162] Spechler, S., Medical or Invasive Therapy for GERD: An Acidulous Analysis. Clinical Gastroenterology and Hepatology, 1 (2), 2003, S. 81-88

[163] Stanger, J., Tucker, N., Staiger, M.: Electrospinning. Smithers Rapra Technology, 2009, 1. Aufl.

[164] Starling, J., Hamilton, J., Reichelderfer, M., et al., Assessment of the Angelchik Prosthesis for Treat-

ment of Symptomatic Esophageal Reflux. World Journal of Surgery, 11 (3), 1987, S. 350-355

[165] Starpoli, A., The "Passing On" of the NDO Plicator. Weblog, 2008, S. Abgerufen am 31.05.09 von http://www.starpoli.com/blog/index.php?/archives/7-The-Passing-On-of-the-NDO-Plicator.html

[166] Stelzner, F., Die Nachspannung des doppelten Dehnverschlusses an der Speiseröhre - eine anatomisch begründete Therapie der Refluxösophagitis. Minimal Invasive Chirurgie, 13 (3), 2004, S. 175-181

[167] Stokes, K., Anderson, J., McVenes, R., et al., The Encapsulation of Polyurethane-Insulated Transvenous Cardiac Pacemaker Leads. Cardiovascular Pathology, 4 (3), 1995, S. 163-171

[168] Stokes, K., McVenes, R., Anderson, J., Polyurethane Elastomer Biostability. Journal of Biomaterials Application, 9 (4), 1995, S. 321-354

[169] Stokes, K., Urbanski, P., Upton, J., The In Vivo Auto-Oxidation of Polyether Polyurethane by Metal Ions. Journal of Biomaterials Science - Polymer Edition, 1 (3), 1990, S. 207-230

[170] Straw, B., Zimmermann, J., Taylor, D., Diseases of Swine. 9. Aufl., Blackwell Pub Professional, 2006, S. 43-45

[171] Stuart, R., Dawson, K., Keeling, P., et al., A Prospective Randomised Trial of Angelchik Prosthesis versus Nissen's Fundoplication. British Journal of Surgery, 76 (1), 1989, S. 86-89

[172] Sun, E., Fine, S., Nowak, B., Electrochemical Behaviour of Nitinol Alloy in Ringer's Solution. Journal of Materials Science: Materials in Medicine, 13 (10), 2002, S. 959-964

[173] Swain, C., Mills, T., An Endoscopic Sewing Machine. Gastrointestinal Endoscopy, 32 (1), 1986, S. 36-38

[174] Timoney, A., Welfare, M., Kelly, J., The Angelchik Antireflux Device: A 5-year Experience. Annals of the Royal College of Surgeons of England, 72 (3), 1990, S. 185-187

[175] Tolonen, P., Victorzon, M., Niemi, R., et al., Does Gastric Banding for Morbid Obesity Reduce or Increase Gastroesophageal Reflux? Obesity Surgery, 16 (11), 2006, S. 1469-1474

[176] Ubhi, C., Morris, D., New Complication Associated with the Angelchik Prosthesis (Letter). Thorax, 41 (8), 1986, S. 655-656

[177] Ueda, T., Hara, M., Odagawa, I., et al., Simultaneous Treatment of Washing, Disinfection and Sterilization Using Ultrasonic Levitation, Silver Electrolysis and Ozone Oxidation. Biocontrol Science, 14 (1), 2009, S. 1-12

[178] VanDenBoom, G., Go, P., Hameeteman, W., et al., Cost Effectiveness of Medical Versus Surgical Treatment in Patients with Severe or Refractory Gastroesophageal Reflux Disease in the Netherlands. Scandinavian Journal of Gastroenterology, 31 (1), 1996, S. 1-9

[179] vanTienen, T., Heijkants, R., deGroot, J., et al., Tissue Ingrowth and Degradation of Two Biodegradable Porous Polymers with Different Porosities and Pore Sizes. Biomaterials, 23 (8), 2002, S. 1731-1738

[180] Varela, J., Hinojosa, M., Nguyen, N., Laparoscopic Improves Perioperative Outcomes of Antireflux Surgery at US Academic Centers. American Journal of Surgery, 196 (6), 2008, S. 989-993

[181] Varshney, S., Kelly, J., Branagan, G., et al., Angelchik Prosthesis Revisited. World Journal of Surgery,

26 (1), 2002, S. 129-133

[182] Vassal, S., Favennec, L., Ballet, J., et al., Hydrogen Peroxide Gas Plasma Sterilization is Effective Against Cryptosporidium Parvum Oocysts. American Journal of Infection Control, 26 (2), 1998, S. 136-138

[183] Vickery, K., Deva, A., Zou, J., et al., Inactivation of Duck Hepatitis B Virus by a Hydrogen-Peroxide Gas Plasma Sterilization System: Laboratory and "In Use" Testing. The Journal of Hospital Infection, 41 (4), 1999, S. 317-322

[184] Vigneri, S., Termini, R., Leandro, G., et al., A Comparison of Five Maintenance Therapies for Reflux Esophagitis. The New England Journal of Medicine, 333 (17), 1995, S. 1106-1110

[185] vonKeudell, A., Einführung in die Plasmaphysik. Vorlesungsskript, Ruhr-Universität Bochum, SS 2006, 2008, S. 191-192

[186] vonRenteln, D., Schiefke, I., Fuchs, K., et al., Endoscopic Full-Thickness Plication for the Treatment of GERD by Application of Multiple Plicator Implants: A Multicenter Study (with Video). Gastrointestinal Endoscopy, 68 (5), 2008, S. 833-844

[187] Wajed, S., Streets, C., Bremner, C., et al., Elevated Body Mass Disrupts the Barrier to Gastroesophageal Reflux. Archives of Surgery, 136 (9), 2001, S. 1014-1019

[188] Wake, M., Patrick, C., Mikos, A., Pore Morphology Effects on the Fibrovascular Tissue Growth in Porous Polymer Substrates. Cell Transplantation, 3 (4), 1994, S. 339-343

[189] Wale, R., Royston, C., Bennett, J., et al., Prospective Study of the Angelchik Anti-Reflux Prosthesis. British Journal of Surgery, 72 (7), 1985, S. 520-524

[190] Watson, D., Baigrie, R., Jamieson, G., A Learning Curve for Laparoscopic Fundoplication. Definable, Avoidable, or a Waste of Time? Annals of Surgery, 224 (2), 1996, S. 198-203

[191] Weibel, D., Vilani, C., Habert, A., et al., Surface Modification of Polyurethane Membranes Using RF-Plasma Treatment with Polymerizable and Non-Polymerizable Gases. Surface and Coatings Technology, 201 (7), 2006, S. 4190-4194

[192] Wever, D., Veldhuizen, A., Sanders, M., et al., Cytotoxic, Allergic and Genotoxic Activity of a Nickel-Titanium Alloy. Biomaterials, 18 (16), 1997, S. 1115-1120

[193] Wilcox, M., Kadri, O., Force and Geometry Determine Structure and Function of Glaucoma Filtration Capsules. Ophtalmologica, 221 (4), 2007, S. 238-243

[194] Wintermantel, E., Feussner, H., Mroncz, A., et al., Besprechung: Ergebnisse der Tierversuchsreihe A (Tiermodell: Münchener Miniaturschwein Troll) mit dem BioValve-Implantat und daraus resultierende Konsequenzen für das GastroSleeve-Implantat. Klinikum rechts der Isar, München, 2006

[195] Wintermantel, E., Ha, S., Medizintechnik - Life Science Engineering. 4. Aufl., Springer Verlag, Berlin, 2008, S. 10-17

[196] Wu, A., Wan, P., Bernstein, L., A Multiethnic Population-Based Study of Smoking, Alcohol and Body Size and Risk of Adenocarcinoma of the Stomach and Esophagus (United States). Cancer Causes and Control, 12 (8), 2001, S. 721-732

[197] Wu, H., Microcellular Injection Molding for an Oesophageal Implant. Dissertation, Technische Uni-

versität München, Lehrstuhl für Medizintechnik (Prof Wintermantel), 2009

[198] Wu, J., Gastroesophageal Reflux Disease - An Asian Perspective. Journal of Gastroenterology and Hepatology, 23 (12), 2008, S. 1785-1793

[199] www.MedKnowledge.de: Sodbrennen und Operation: Kliniken für Antirefluxchirurgie (Laparoskopische Fundoplicatio) / Anti-Reflux-Surgery. Website, 2009, online verfügbar unter http://www.medknowledge.de/klinik-arztsuche/chirurgie/anti-reflux-chirurgie.htm am 06.02.2010

[200] Ye, W., Chow, W., Lagergren, J., et al., Risk of Adenocarcinomas of the Esophagus and Gastric Cardia in Patients with Gastroesophageal Reflux Diseases and After Antireflux Surgery. Gastroenterology, 121 (6), 2001, S. 1286-1293

[201] Yildirim, E., Besunder, R., Selcuk, G., et al., Fabrication and Plasma Treatment of 3D Polycaprolactane Tissue Scaffolds for Enhanced Cellular Function. Virtual and Physical Prototyping, 3 (4), 2008, S. 199-207

B Tabelle Messwerte der Topographie plasmabehandelter Proben

Parameter	Einheit	Kontrolle (0 min)		0,5 min		Plasmabehandlungszeit 3 min		5 min		7 min		10 min	
		⌀	s	⌀	s	⌀	s	⌀	s	⌀	s	⌀	s
S_a	µm	0,302	0,021	0,343	0,036	0,288	0,037	0,324	0,056	0,405	0,056	0,393	0,041
S_q	µm	0,392	0,034	0,444	0,041	0,369	0,043	0,423	0,069	0,505	0,072	0,489	0,044
S_{sk}	-	0,123	0,436	0,302	0,210	0,039	0,272	0,134	0,412	0,386	0,250	0,341	0,501
S_{ku}	-	3,867	1,180	3,839	0,791	3,539	0,461	3,800	0,428	3,017	0,615	3,260	1,166
S_{dc}	µm	0,614	0,057	0,690	0,085	0,591	0,081	0,645	0,115	0,874	0,137	0,854	0,127
S_{td}	-	-7,63	31,11	40,36	33,29	29,64	3,25	9,11	40,94	-79,60	7,87	30,20	9,35
S_k	µm	0,895	0,096	1,050	0,137	0,887	0,128	0,947	0,209	1,281	0,135	1,246	0,191
S_{pk}	µm	0,451	0,184	0,600	0,112	0,400	0,119	0,533	0,181	0,586	0,175	0,540	0,094
S_{r2}	%	88,16	2,55	89,86	2,28	89,70	1,47	88,96	3,92	93,19	0,93	94,04	2,97
S_{ci}	-	1,502	0,192	1,649	0,171	1,514	0,173	1,624	0,261	1,687	0,137	1,565	0,340
V_{mc}	µm³/µm²	0,327	0,039	0,344	0,127	0,288	0,077	0,328	0,053	0,416	0,140	0,416	0,073
FLT_q	µm	0,392	0,034	0,444	0,041	0,369	0,043	0,423	0,069	0,505	0,072	0,489	0,044

Tabelle A.1: *Mit Hilfe von Laser-Abtastgerät und leistungsfähiger Software ermittelte Parameter der Oberfläche von zwischen 0 (unbehandelt) und 10 Minuten plasmabehandelten Proben*

Berechnet wurden die mittlere (S_a) und die quadratische (S_q) Rauheit der Oberfläche, die statistische Schiefe (S_{sk}) und Wölbung (S_{ku}) der Höhenverteilung, der Höhenunterschied des Oberflächenbereichs (S_{dc}), die Richtung der Oberflächenstruktur (S_{td}), die für die Abbott-Kurve [2] relevanten Parameter Kernrautiefe (S_k), Spitzenhöhe (S_{pk}) und Materialanteil Spitzen- und Kernbereich (S_{r2}) sowie der Index der Wasseraufnahme im Kernbereich (S_{ci}), das Materialvolumen des Kerns (V_{mc}) und die Quadratische Planheit der Oberfläche (FLT_q)

C Technische Zeichnungen Spritzgusswerkzeug GastroSleeve

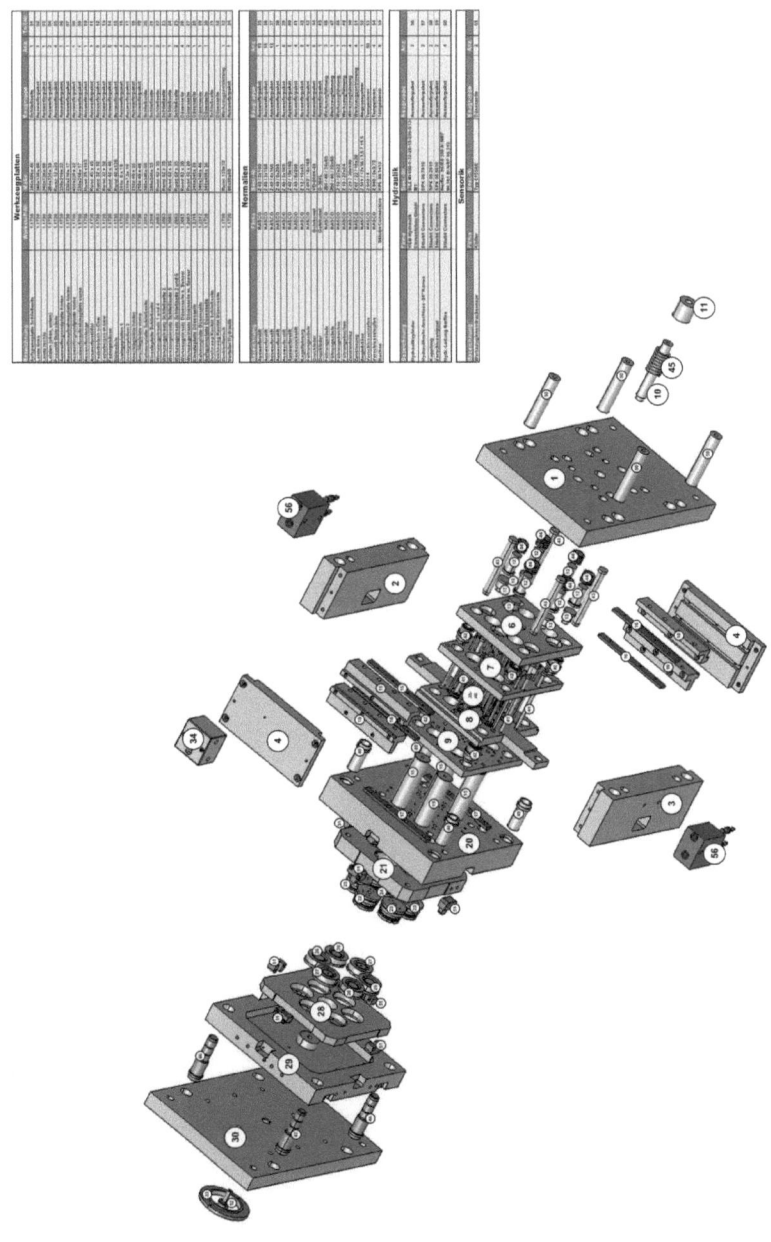

C Technische Zeichnungen Spritzgusswerkzeug GastroSleeve

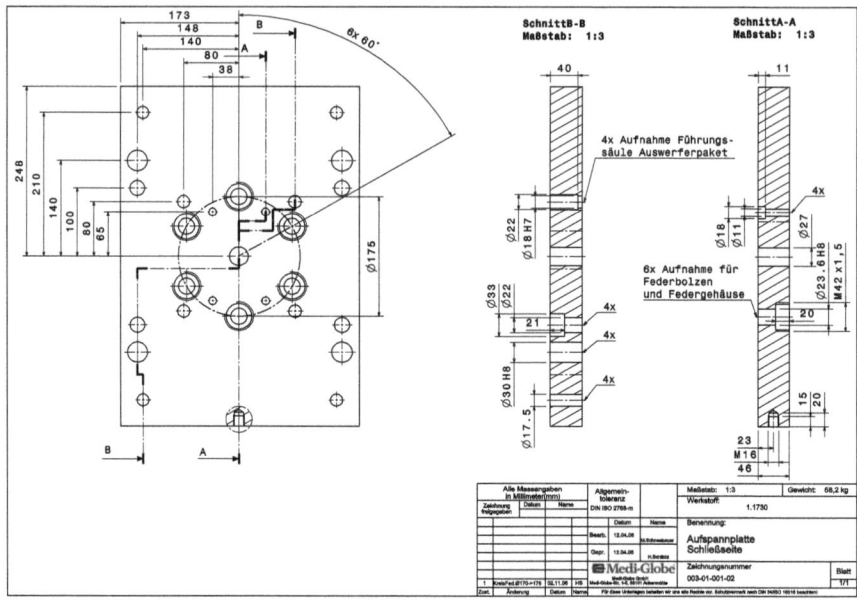

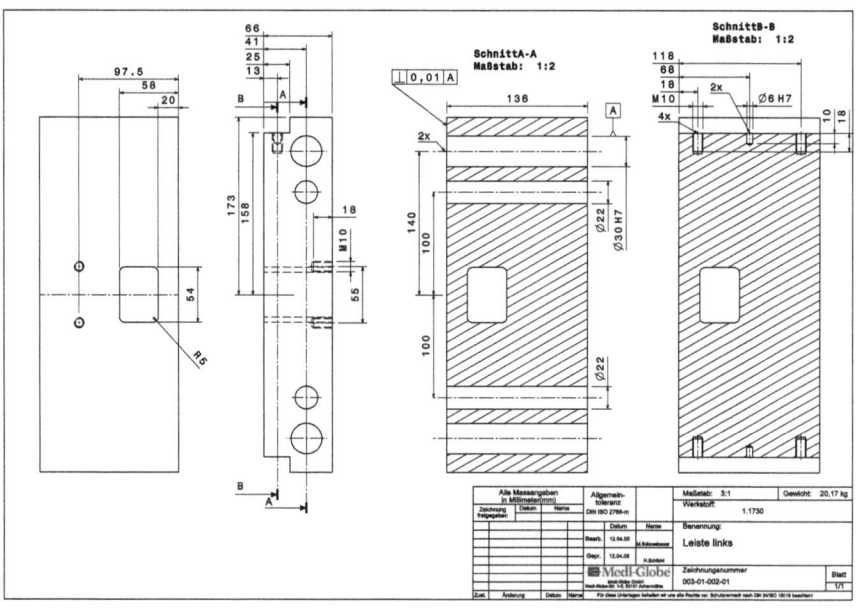

105   *C*   **Technische Zeichnungen Spritzgusswerkzeug GastroSleeve**

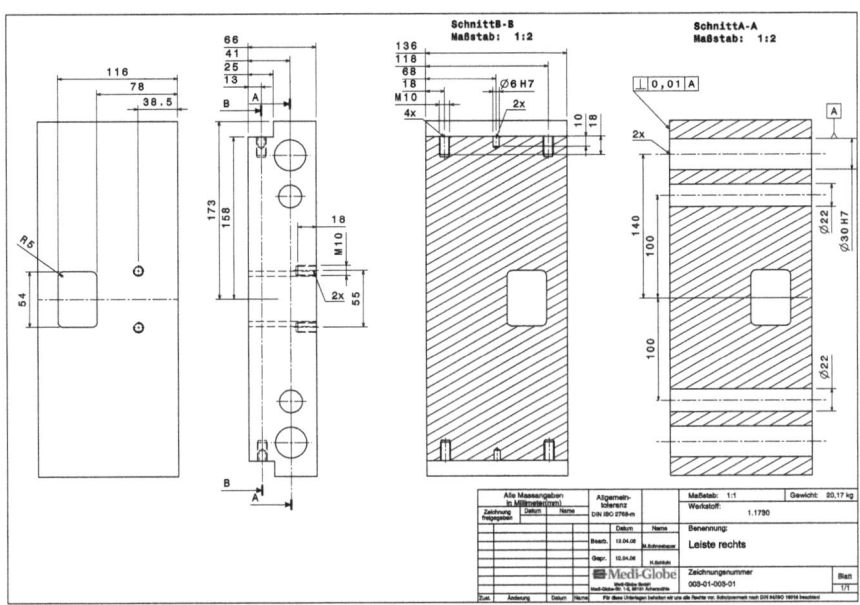

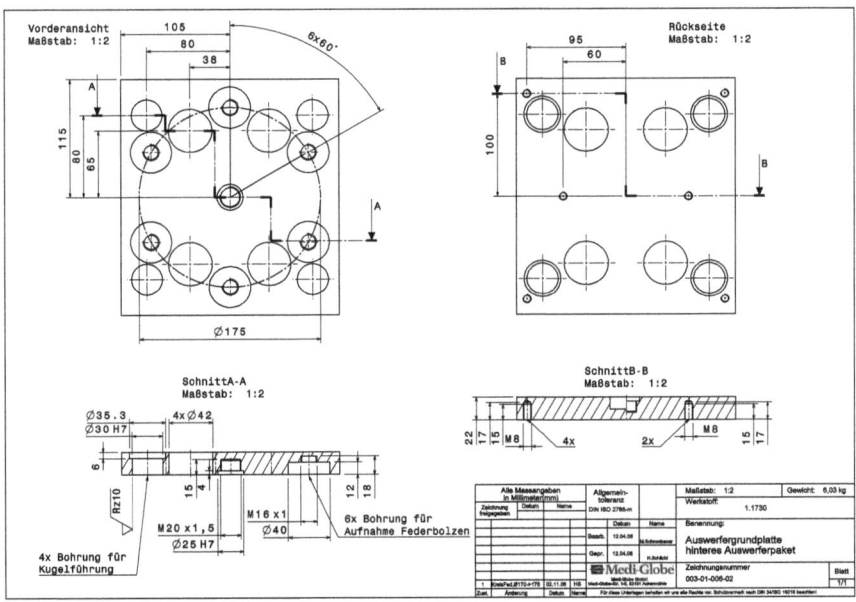

C   Technische Zeichnungen Spritzgusswerkzeug GastroSleeve

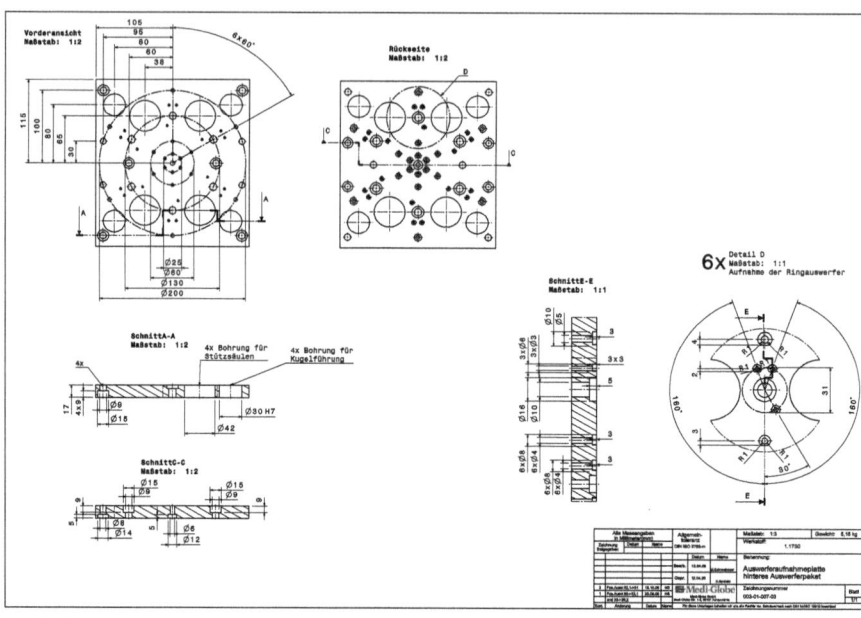
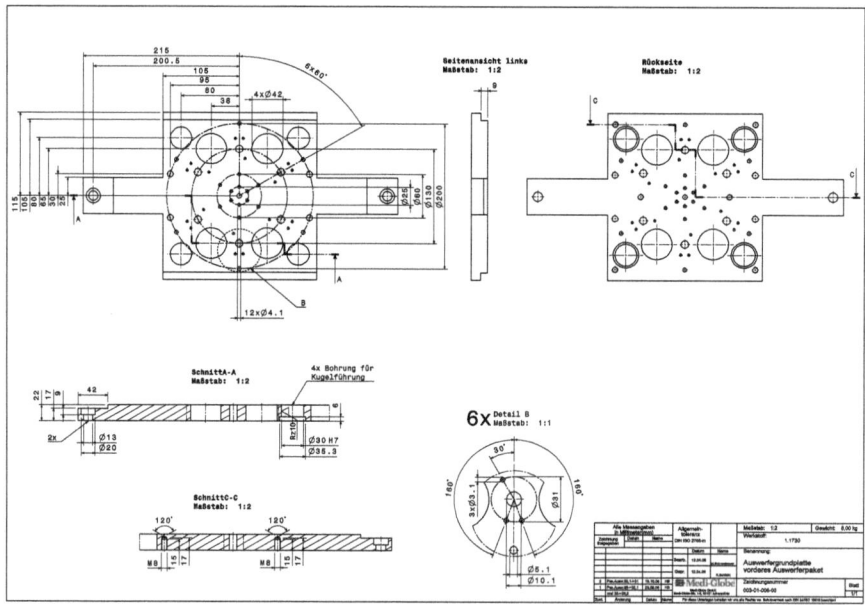

C Technische Zeichnungen Spritzgusswerkzeug GastroSleeve

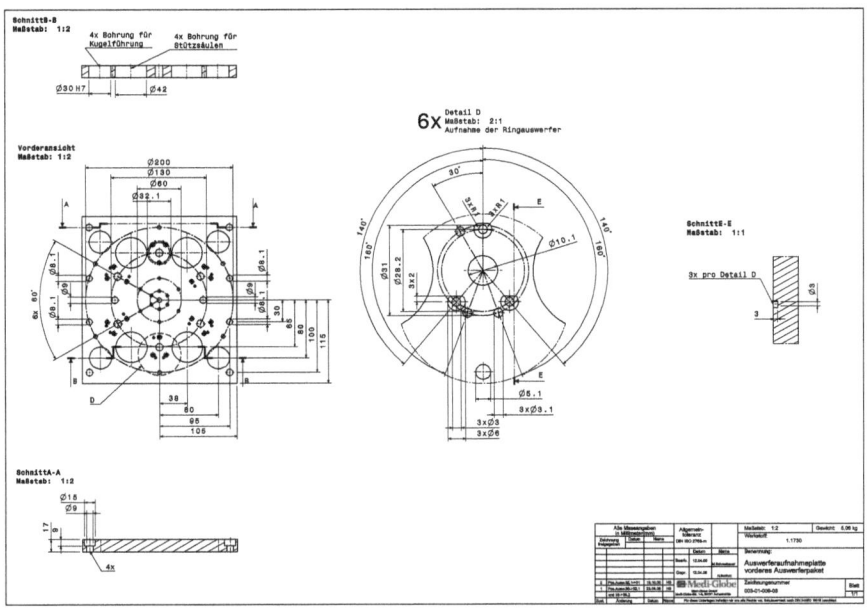

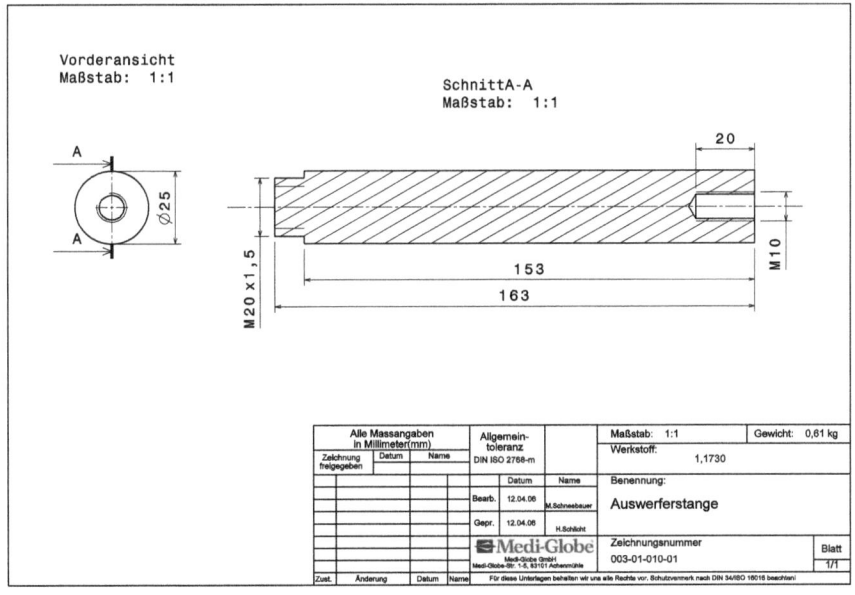

C   Technische Zeichnungen Spritzgusswerkzeug GastroSleeve

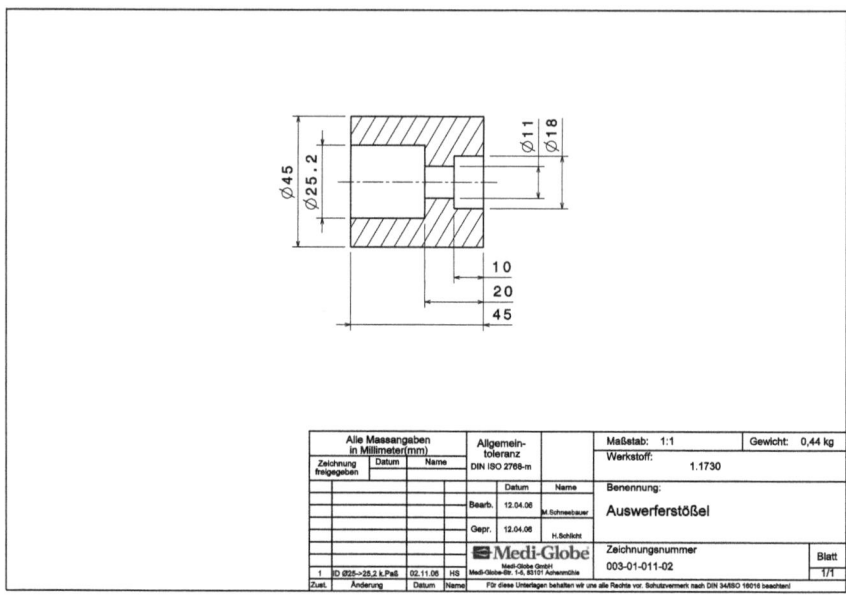

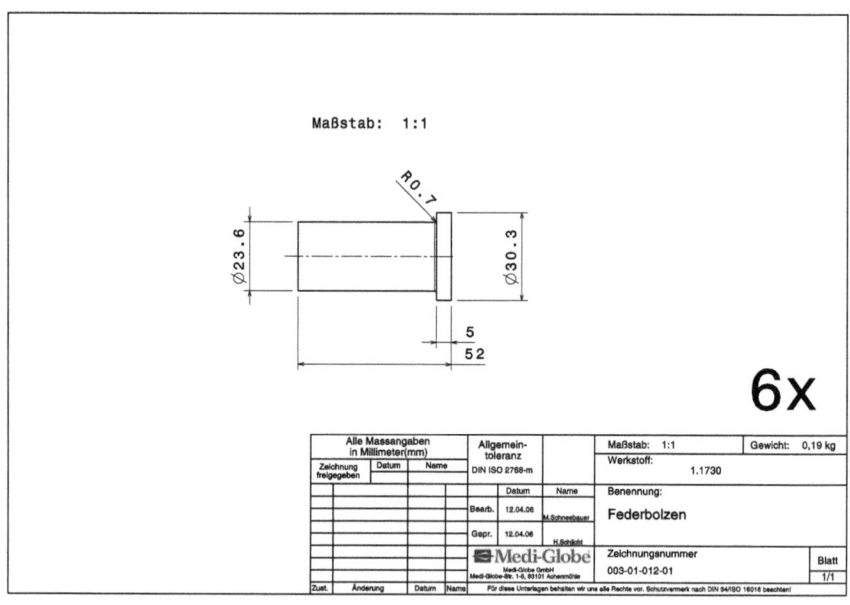

C Technische Zeichnungen Spritzgusswerkzeug GastroSleeve

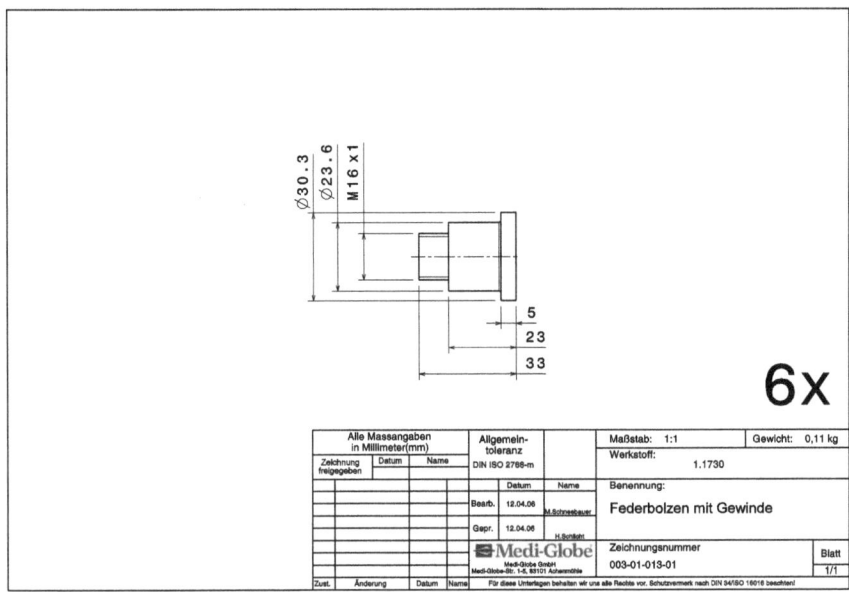

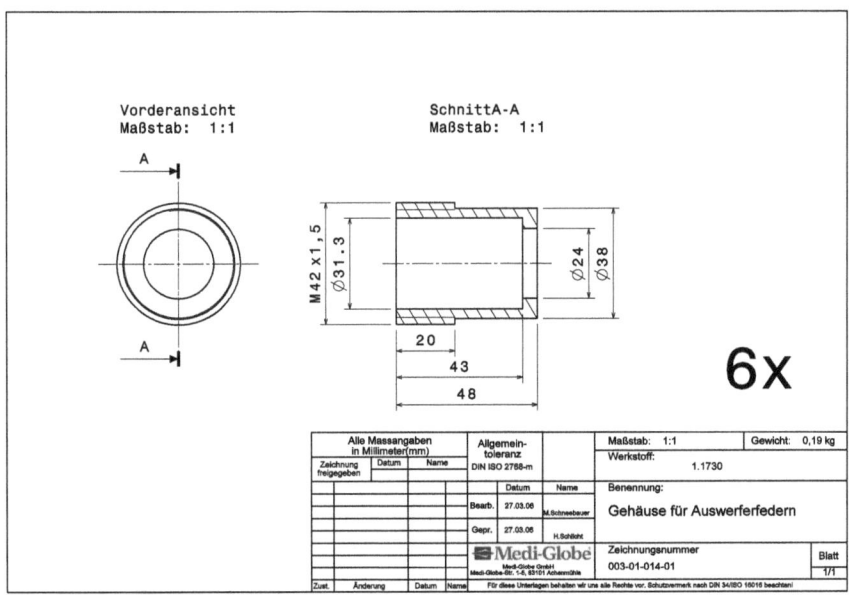

C Technische Zeichnungen Spritzgusswerkzeug GastroSleeve

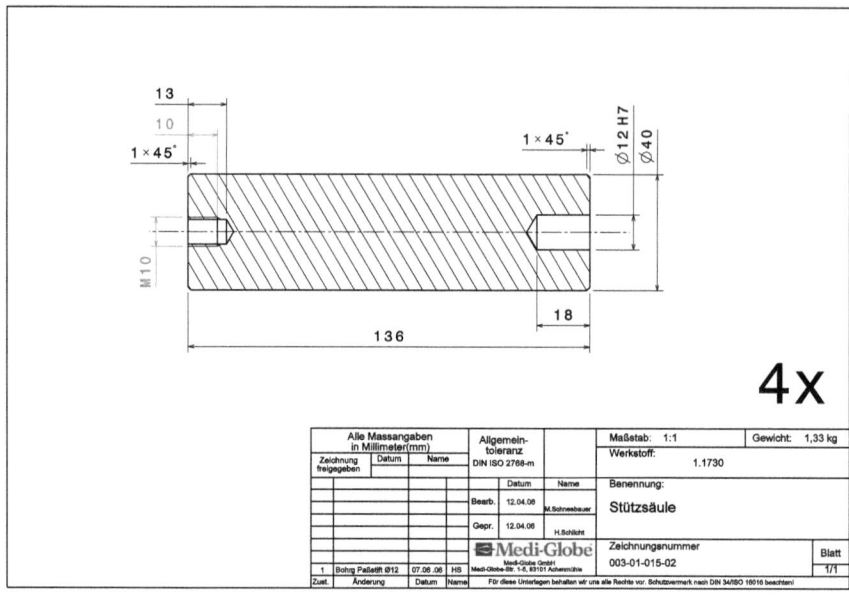

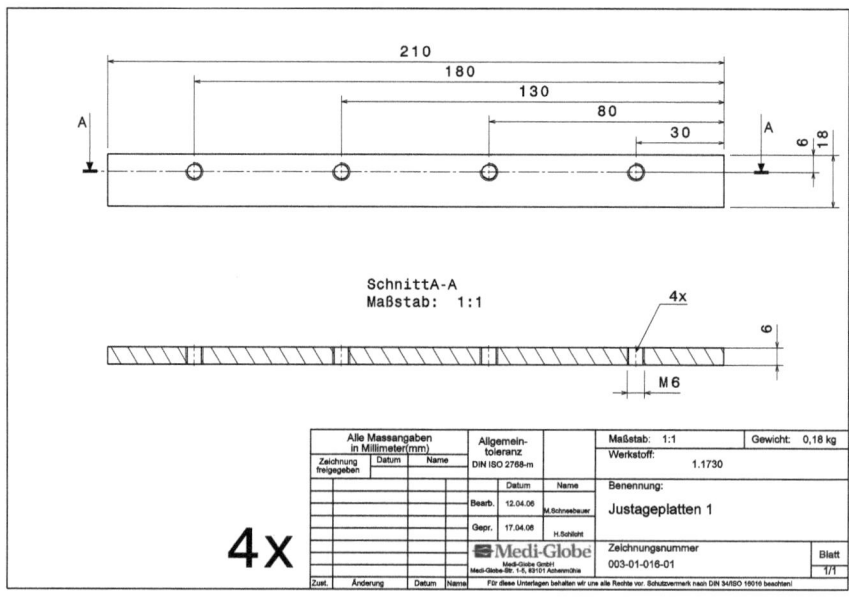

C Technische Zeichnungen Spritzgusswerkzeug GastroSleeve

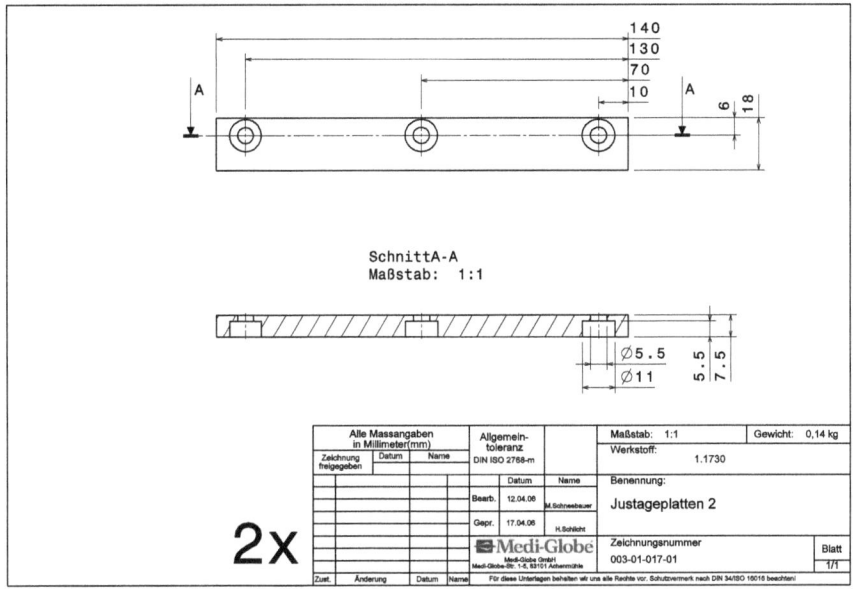

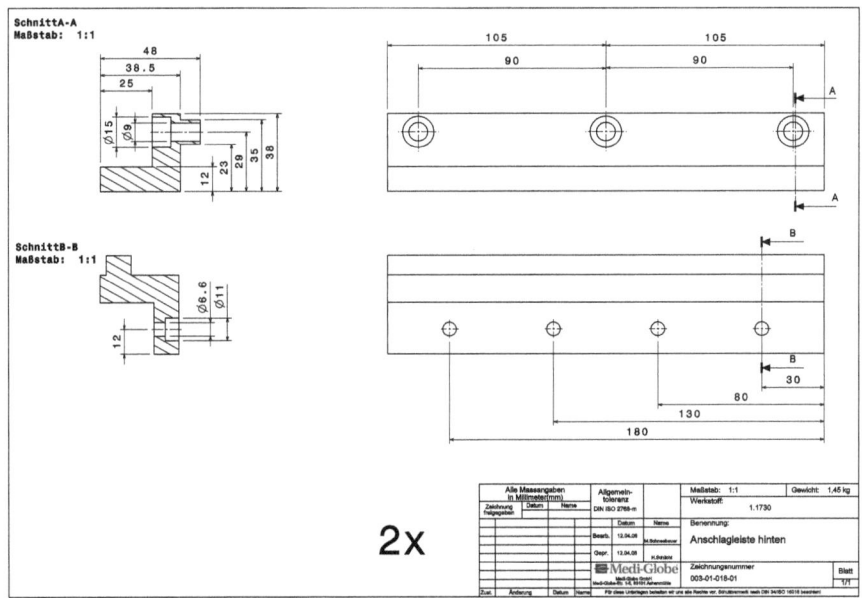

C Technische Zeichnungen Spritzgusswerkzeug GastroSleeve

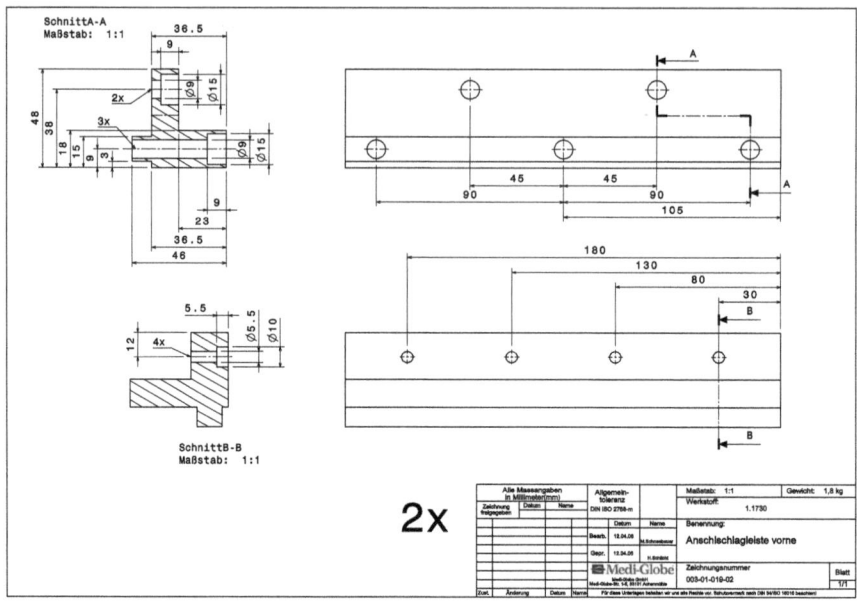

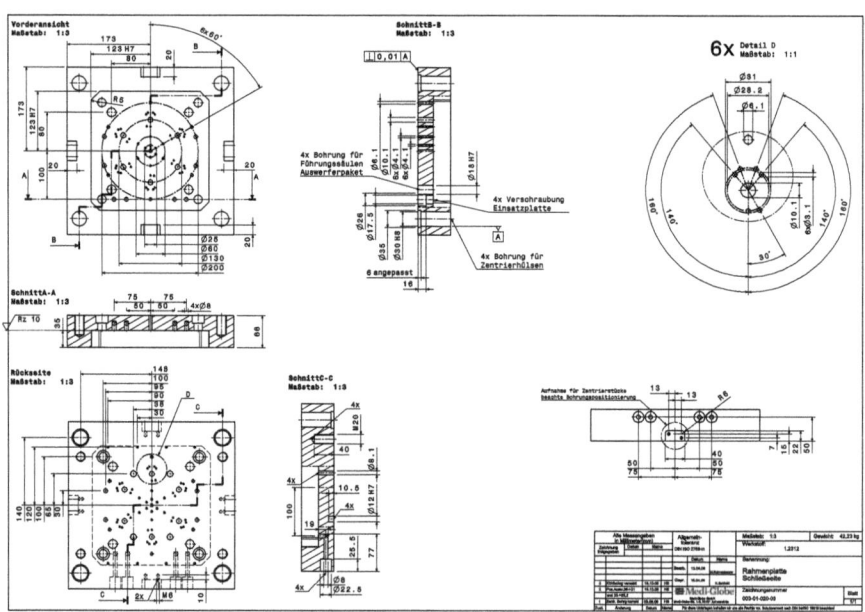

C Technische Zeichnungen Spritzgusswerkzeug GastroSleeve

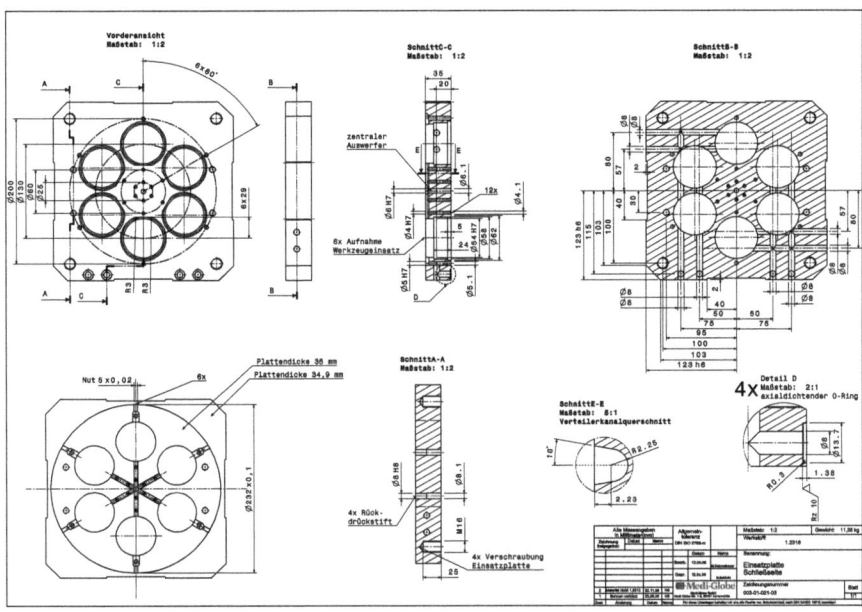

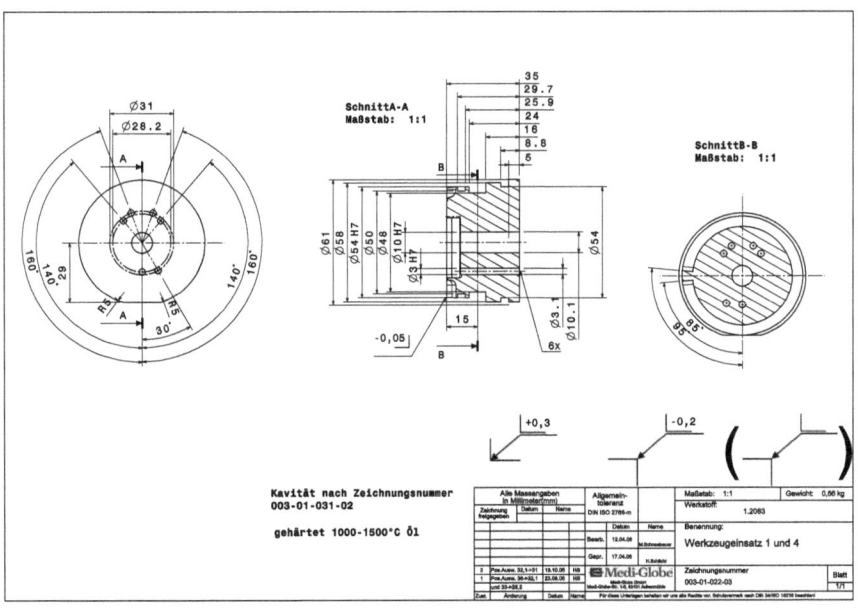

C Technische Zeichnungen Spritzgusswerkzeug GastroSleeve

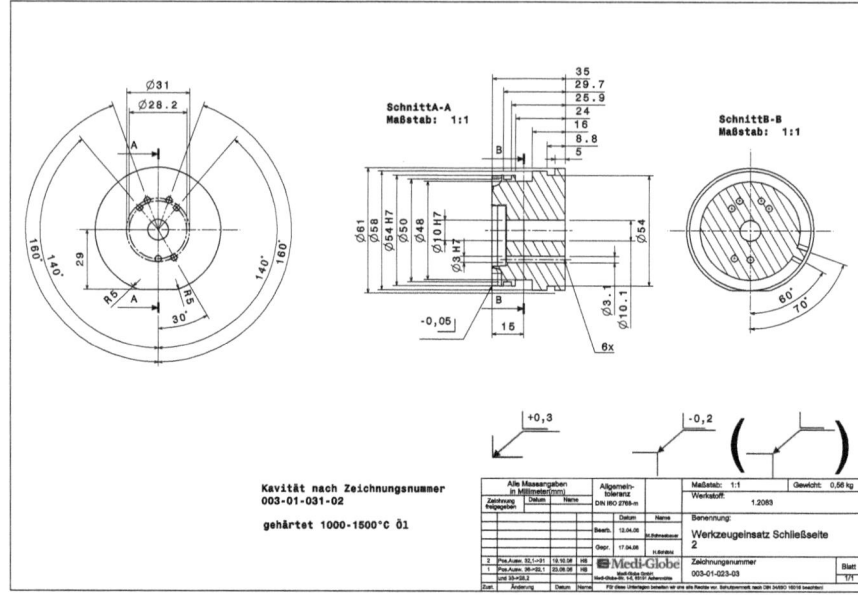

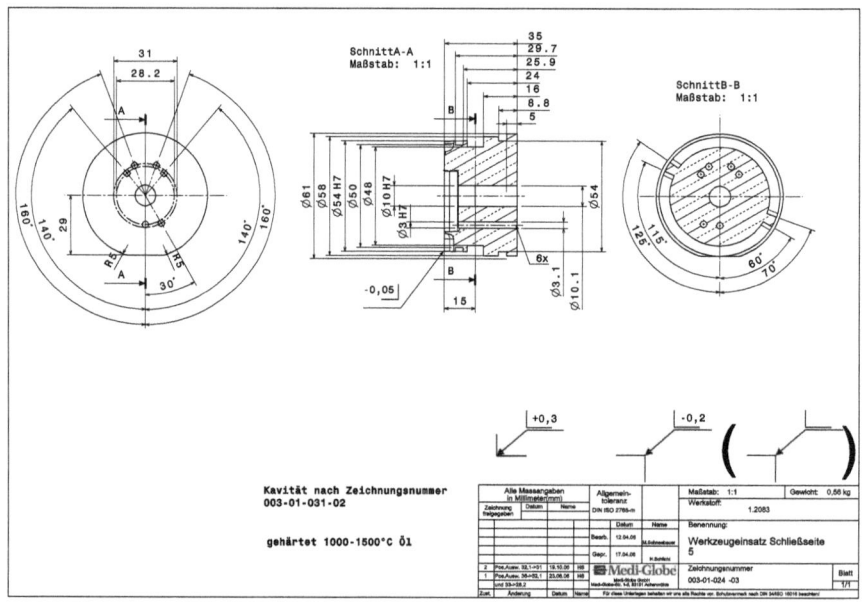

C Technische Zeichnungen Spritzgusswerkzeug GastroSleeve

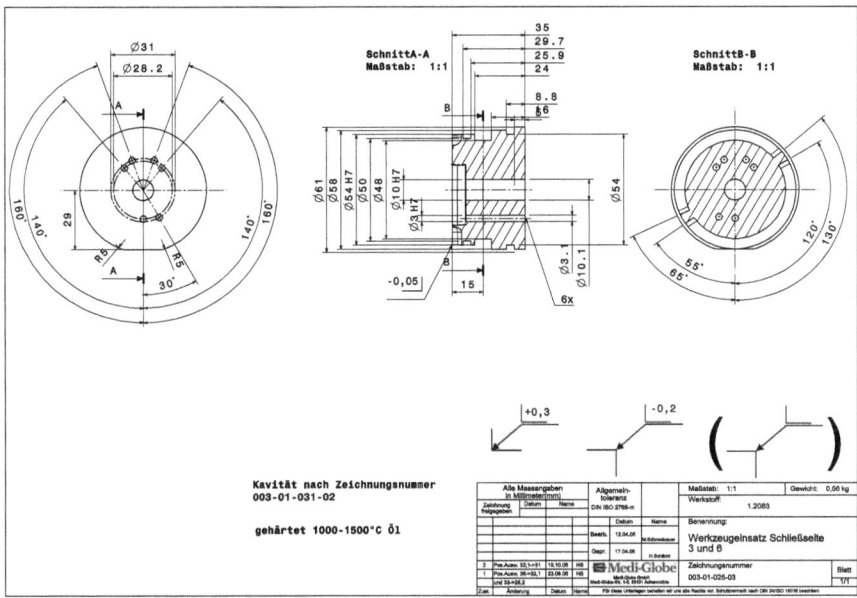

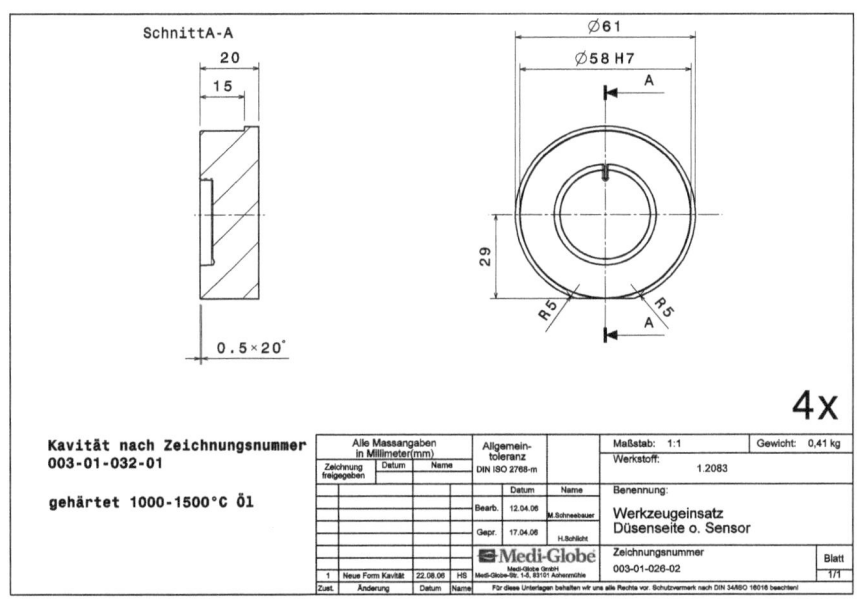

C Technische Zeichnungen Spritzgusswerkzeug GastroSleeve

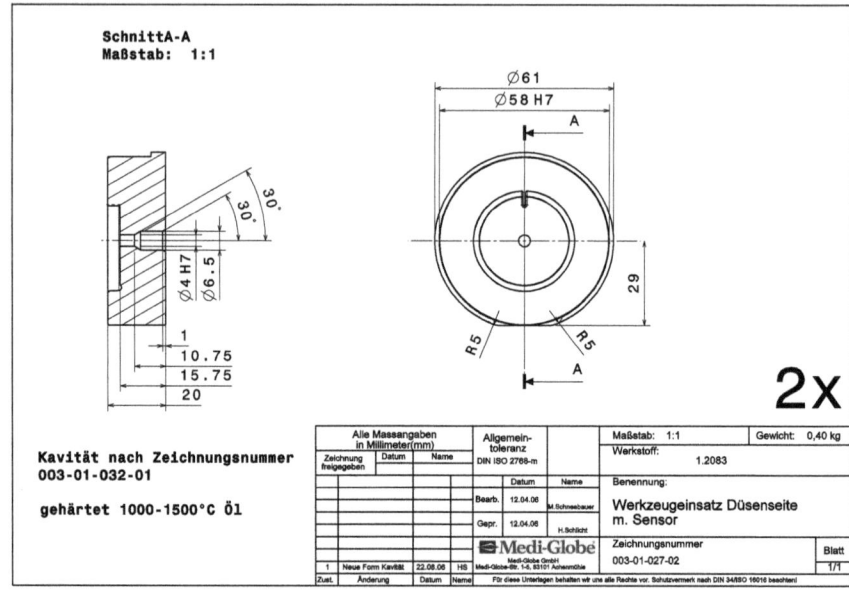

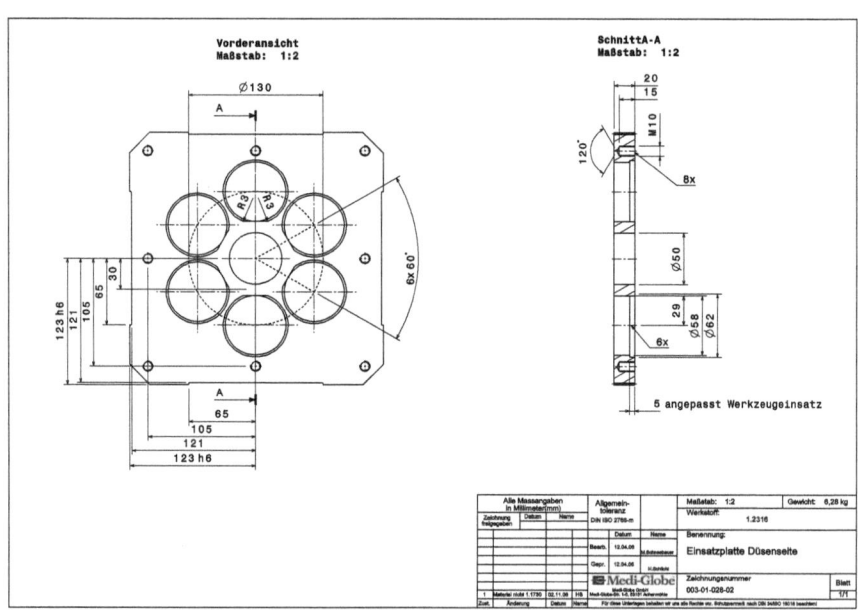

C Technische Zeichnungen Spritzgusswerkzeug GastroSleeve

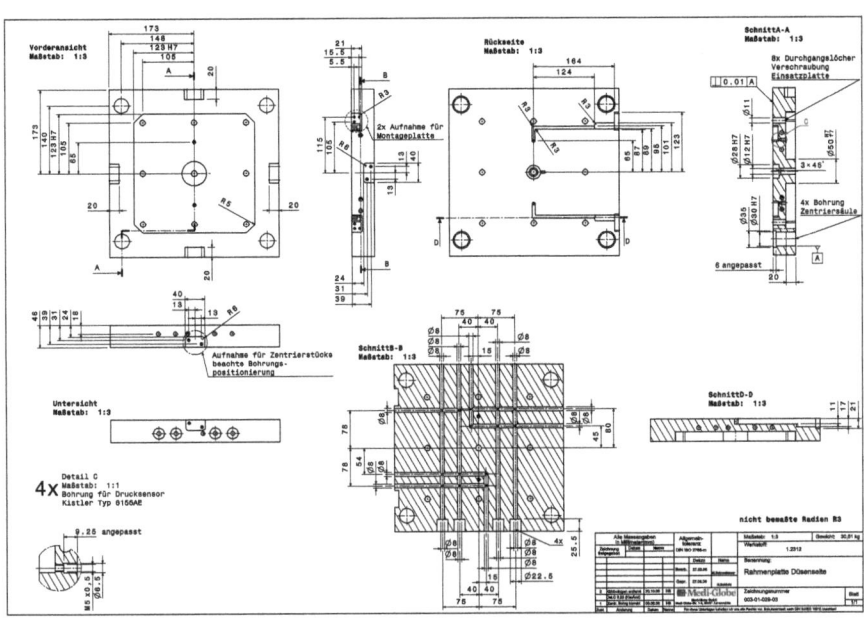

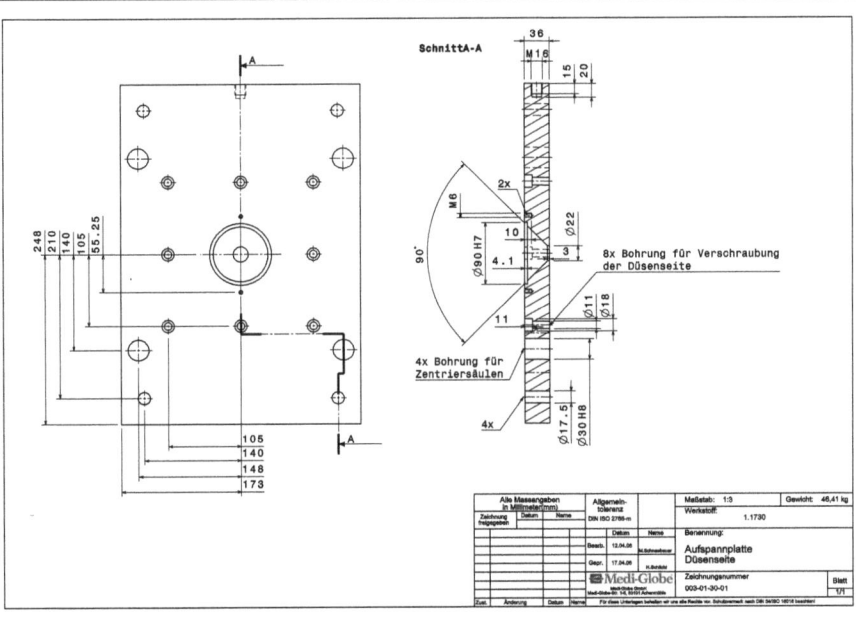

C Technische Zeichnungen Spritzgusswerkzeug GastroSleeve

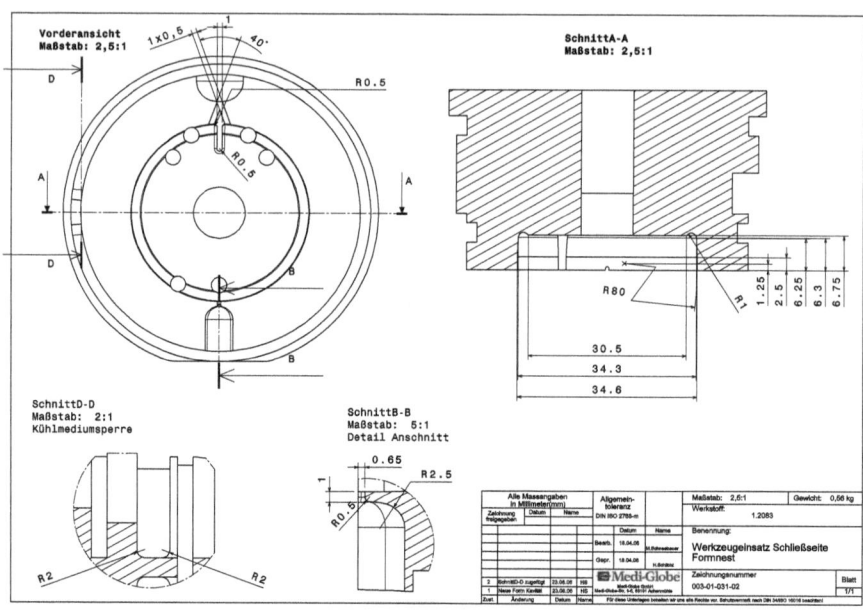

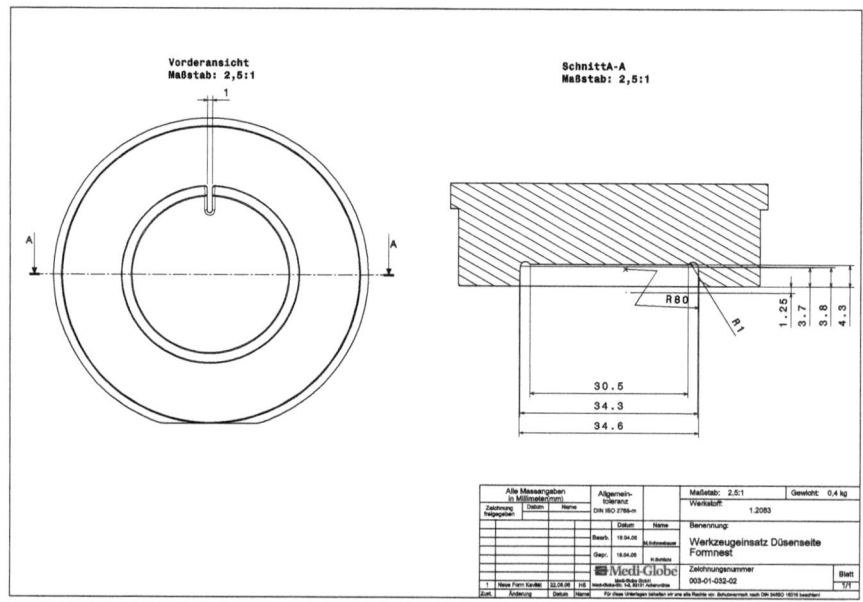

C Technische Zeichnungen Spritzgusswerkzeug GastroSleeve

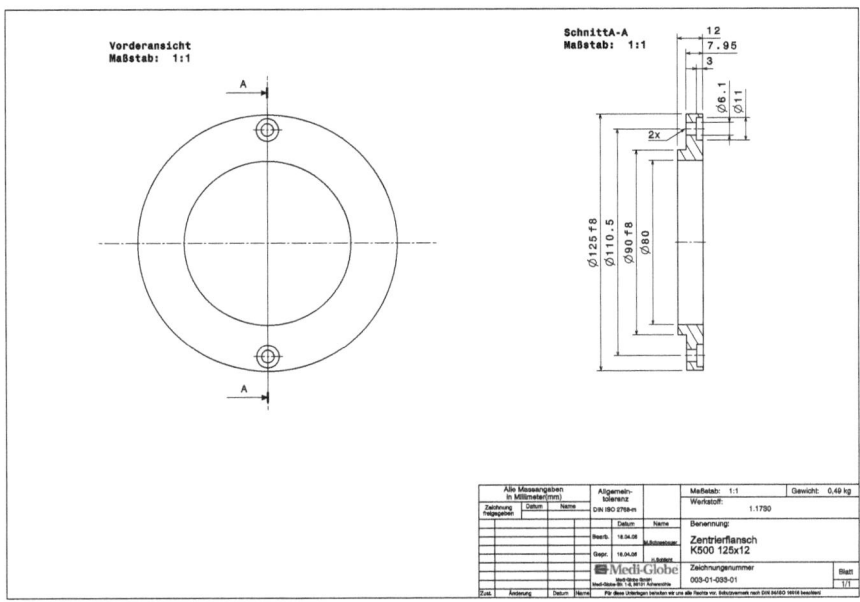

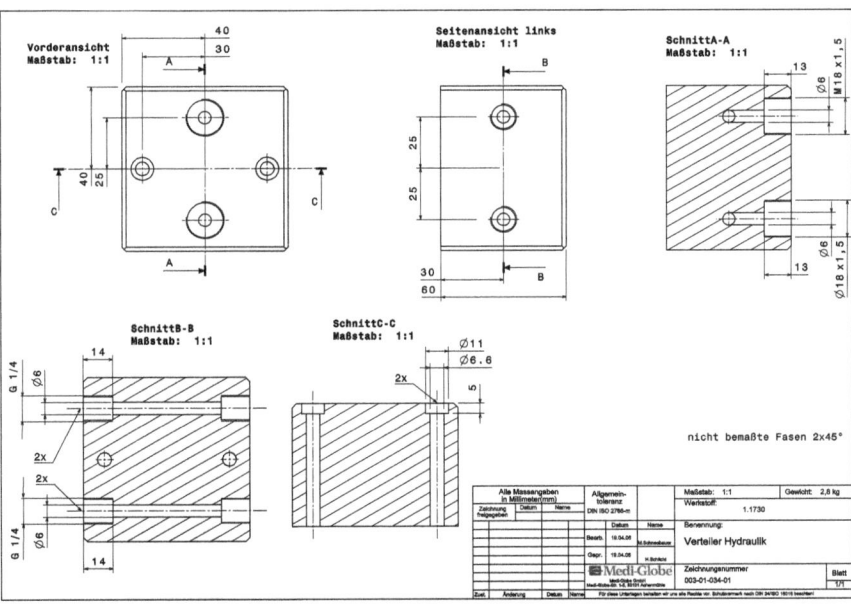

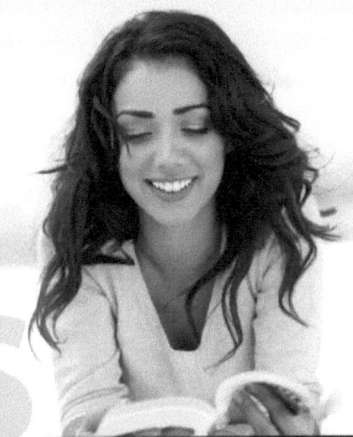
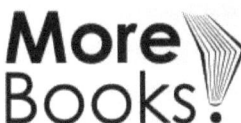

I want morebooks!

Buy your books fast and straightforward online - at one of world's fastest growing online book stores! Environmentally sound due to Print-on-Demand technologies.

Buy your books online at
www.morebooks.shop

Kaufen Sie Ihre Bücher schnell und unkompliziert online – auf einer der am schnellsten wachsenden Buchhandelsplattformen weltweit! Dank Print-On-Demand umwelt- und ressourcenschonend produziert.

Bücher schneller online kaufen
www.morebooks.shop

KS OmniScriptum Publishing
Brivibas gatve 197
LV-1039 Riga, Latvia
Telefax +371 686 204 55

info@omniscriptum.com
www.omniscriptum.com

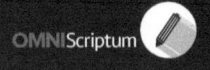

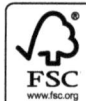

Printed by Books on Demand GmbH, Norderstedt / Germany